迎接二孩

高文斌　夏义欣　主编

科学普及出版社
·北　京·

图书在版编目（CIP）数据

迎接二孩 / 高文斌，夏义欣主编．—北京：科学普及出版社，2016.3
ISBN 978-7-110-09369-6

Ⅰ. ①迎…　Ⅱ. ①高… ②夏…　Ⅲ. ①妊娠期—妇幼保健—基本知识 ②婴幼儿—哺育—基本知识
Ⅳ. ① R715.3 ② TS976.31

中国版本图书馆 CIP 数据核字 (2016) 第 048740 号

编委（排名不分先后）
唐义诚　于　音　陈晓军　王　佳　秦佳悦　宁　丽　赵杉珊　张颖莹　宋　琪　宋桂芳

责任编辑　王晓义
装帧设计　中文天地
责任校对　何士如
责任印制　徐　飞

出版发行　科学普及出版社
地　　址　北京市海淀区中关村南大街16号
邮　　编　100081
发行电话　010-62103130
传　　真　010-62179148
网　　址　http://www.cspbooks.com.cn

开　　本　787mm × 1092mm　1/32
字　　数　70千字
印　　张　2
版　　次　2016年3月第1版
印　　次　2016年3月第1次印刷
印　　刷　北京玥实印刷有限公司
书　　号　ISBN 978-7-110-09369-6 / R·853
定　　价　6.00元

目录

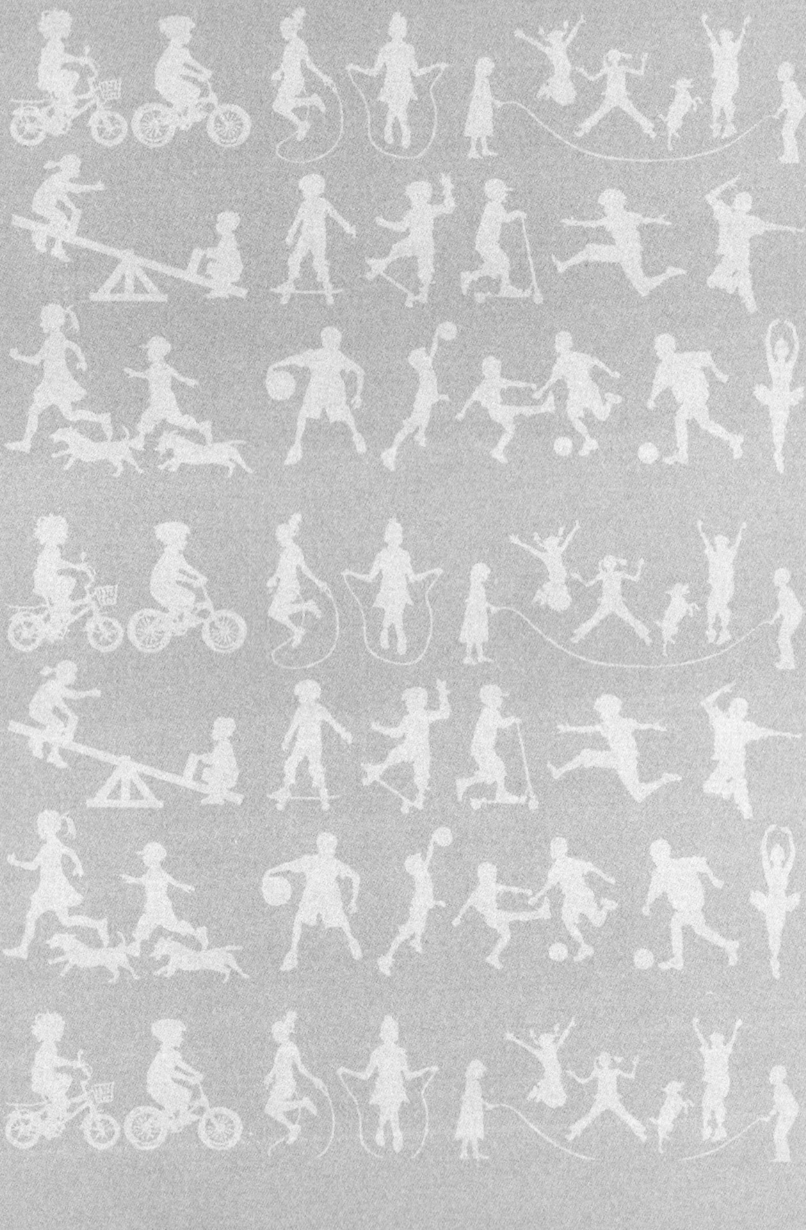

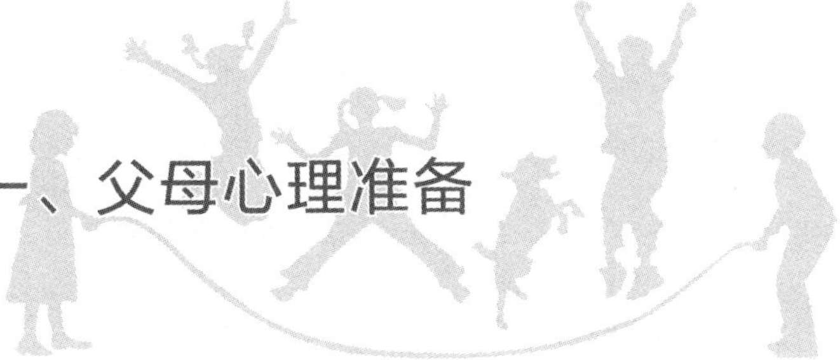

一、父母心理准备

1. 妻子担心没有足够精力给宝宝们好的照顾，怎么办？

照顾孩子是非常耗费心力的一件事，养育两个宝宝更是如此。对此，具备一定的时间管理能力并掌握一定的压力应对技巧会很有帮助。

下面列出一些基本的时间管理方法原则：

（1）每天早晨列出自己的任务清单，按重要性和紧迫性排序。这样既可以集中精力完成最重要最紧迫的事情，也能够明确自己的任务，不会遗漏。

（2）每天只规划 2/3 的时间，留出足够的间隔应对拖延和突发状况。如果计划太满而无法完成的话，反而会打击自信心。

（3）可以采用“番茄时钟”等时下流行的方式，短时高效地完成工作。

（4）记录自己的时间使用情况，你会发现很多无所事事的时间被浪费了。

类似的技巧还有很多。当我们能够熟练运用上述几条之后，就可以根据自己的情况学习更多的时间管理方法，并形成自己的一套模式。

白天忙工作、下班要照顾两个孩子，这些都是日常生活中的压力源。对于一些不可控的外在压力源，不妨通过改变自己的想法来应对。比如，我们不可能做一个完美的家长，只要尽己所能，相信宝宝可以健康快乐地成长。还可以选择加入一些有二宝的家长的群体，了解、借鉴他人的方法帮助自己应对生活的压力。

同时，妻子们也应该知道，照顾孩子不只是自己的事情，孩子的成长中不能缺少丈夫乃至整个家庭的参与。与孩子丈夫做好沟通，在不同的事情上分工合作，在对方忙碌的时候多多体谅，可以减轻不少负担。也要学会寻求他人帮助，适度放权，把不太重要的事情交给他人，在自己应付不来的时候寻求帮助不失为一种好方法。

2. 担心给每个孩子的陪伴时间更短了，怎么办?

第一个误区是很多父母担心生下二宝，陪伴每个孩子的时间会更短。其实，有所顾虑是很正常的，但要避免陷入思维的误区。

首先，给予孩子高质量的陪伴比长时间的陪伴更有意义。比如营造出安全、舒适的氛围，与孩子建立良好的关系。孩子感受到父母的呵护，便会建立安全感，有勇气探索外界而不会产生不安。其次，家长要能够尊重理解孩子的思维与兴趣，积极参与孩子的活动。当孩子吵着要听故事的时候，可以和孩子一起打开绘本，声情并茂地讲述故事，设置简单的提问吸引孩子思考，并以游戏的方式与孩子互动。

第二个误区在于认为孩子只需要家长的陪伴。随着孩子逐渐长大，同伴关系的重要性就逐渐显现出来。建立良好的同伴关系，可以促进孩子的各方面发展，比如合作、亲社会行为、共情能力和认知能力等。有研究表明，双生子家庭对幼儿的性格形成有显著的积极影响，当两个孩子发展出好的同伴关系，能够相互陪伴的时候，家长的压力也会相对减轻不少。

此外，2 岁左右的孩子就开始表现出独立自主的需要，这时帮他们形成独立的性格，要比事事包办呵护更为重要。因此，当我们做到高质量陪伴、促进孩子建立良好同伴关系并鼓励他们独立探索，就能够在一定程度上弥补陪伴时间短的缺憾了。

3. 妻子情绪起伏时应该如何帮助调适?

怀孕期间，妻子的情绪总是难以捉摸，有时候心情很好，有时候却不明缘故地想哭，有时候又因为一点小事大发雷霆。丈夫该怎么办呢?

丈夫作为妻子最亲密的伴侣，可以从以下三个方面调适妻子的情绪。

首先，理解情绪起伏的生理因素。妻子的情绪起伏的重要原因是内分泌失调与身体不适，这些生理状态是难以通过心理调节改变。所以丈夫要理解妻子，乱发脾气有时是身不由己，并不是无理取闹、故意找茬。

其次，用理解化解妻子的顾虑与担心。妻子在怀二宝期间可能经历着多方面的顾虑与担心，对此，丈夫应该给予充分的理解，并把自己的理解明确传达给对方。比如，对妻子的一句“我理解你的担心，这些一定让你很不好受”就可以让对方平静许多。

最后，尽量减少妻子身边的刺激源。例如，尽可能给妻子提供安静、放松的生活环境，避免噪音、强光等刺激影响妻子；多承担陪伴与照顾大宝的任务，避免大宝过分依赖妻子；涉及与老人同住时，尽量协调好各方关系，减少对妻子不必要的打扰等。总之，尽可能打消环境中的引发负面情绪的有害刺激可以从根源上预防妻子的情绪问题。

4. 妻子生育两个宝宝后，丈夫担心自己受冷落，怎么办?

妻子做了妈妈以后，由于精力有限，难免会忽略了与丈夫相处时的一些细节。有些爸爸不禁担心：一个宝宝尚且如此，如果要照顾两个宝宝，妻子会不会更加冷落我?

在一个完整的家庭中，无论有几个孩子，夫妻双方都是这个家庭的主体。丈夫们的担忧常常是由不合理信念导致的。不合理信念体现出绝对化要求、过分概括化和糟糕至极的特点；绝对化要求通常与“必须”“应该”联系在一起，以自己的意愿为出发点；过分概括化是一种以偏概全、以一概十的不合理思维方式的表现；糟糕至极是一种认为如果一件不好的事发生了，将是非常可怕、非常糟糕甚至是一场灾难的想法。

在家庭生活中，当我们脑海中浮现出这种担忧，或者发现自己陷入情绪的漩涡时，不妨问自己以下几个问题：“是什么事情让我突然感到如此的担忧或情绪失落”；“我在遇到这件事情之后，产生了怎样的想法或看法，我是如何解释它、评价它的”；“在这个事件发生的情境下，我产生了怎样的情绪，做出了什么行为，造成了什么结果?”当我们对这三个问题做出回答，会发现造成我们担忧和不良情绪的，常常不是事情本身，而是对事情的解释。当我们能够直面自己的不合理信念，去正视并纠正它时就解决了我们心中的担忧。

同时，夫妻双方正向、积极、有效的沟通也是必不可少的。有时，在宝宝年幼的特殊时期，妈妈们由于精力所限，无暇顾及与丈夫的深入沟通，使爸爸们在心理上产生一定的落差。此时，就需要丈夫主动加强与妻子的沟通。这里也要提醒妈妈们：孩子们总要长大离开，而丈夫终将是陪伴你走到地老天荒的人。

5. 丈夫把压力闷在心理就是对妻子最大的支持吗?

很多丈夫在遇到压力事件时，不愿意把压力倾诉给妻子。那么，丈夫独自承担压力就是对妻子最大的支持吗?

首先要明确边界问题。家庭与工作是生活的两个方面，要明确其边界。每个人同时扮演着家庭角色和社会角色，如果在社会角色方面遇到了压力事件，丈夫自己可以处理好，不会让家庭边界外引发的负面情绪影响到家庭内部，那确实大可不必向妻子倾诉。但是，当社会角色带来的压力已经影响到了自身状态，感到身心疲惫，表现出消沉、焦虑、易怒，进而影响了在家庭中的表现时，那么寻求妻子的理解与支持就非常必要了。

例如，如果丈夫感受到自己的情绪已处于失控边缘，那么回家后就有义务向妻子告知自己的状态，以便让妻子有思想准备，避免由于不知道不理解而产生不必要的误会。作为妻子，如果丈夫已经告知“别理我烦着呢”，那不妨给丈夫留出独处的空间，把想表达的关心留到合适的时机（例如等到丈夫情绪平和或者愉悦时）。

当丈夫将困扰向妻子倾诉，妻子了解了丈夫所处困境后，便不会“胡思乱想”，即便无法直接解决问题，也可以从家人的角度给予关怀和理解，为丈夫克服困难提供能量支持。同时，对于丈夫来说，将焦虑沟通出来本身就是一种缓解方式，避免了压力不断累积产生的心理负担，进而影响心理甚至生理的健康，也避免了当突破自己承受极限时做出不理智的行为。

6. 妻子担心因为再生育变成“黄脸婆”，怎么办?

很多妻子面对再生育会有这样的担心：变成“黄脸婆”怎么办?

两个孩子的教养需要更多的投入与付出，但需要区分，精力消耗并不必然导致状态不佳，不代表一定会变成“黄脸婆”，而是意味着更丰富的经历与更大的责任，意味着成长与成熟。

生育的确意味着付出，要求关注点从自我专注转移到对外贡献。女性到了生育阶段，如果意识重心还停留在“自我专注”上，说明内心还不具备这个年龄段该有的成熟度，没有发展出该年龄段、该阶段应具备的基本素质。例如，我们看到一个十几岁的孩子整天只想着吃喝玩乐会觉得可以理解，但如果一个三四十岁的成人还整天只想着吃喝玩乐，既不想承担社会工作，也不想为他人贡献，那我们就会觉得这个人不务正业了。

人生的每个阶段都有应完成的任务与该体会的成长，正所谓“什么年龄做什么事”。将这个阶段该完成的任务做好，才能顺利进入到人生下一个阶段，体会到成就感、完整感。

此外，担心孩子让自己状态不好，很显然把自己状态不好的责任推到了孩子身上。如果一个人总习惯于把原因归到外界，自然会感到被动、无能为力，只有把原因归结为内在因素，勇于自省，才能唤起自身的力量去主动克服困难。

从现实角度看，即便不生育、即便全家人的重心都在自己身上，依然可能感到空虚无聊，状态不佳。要知道，孩子无法为自己的人生负责，丈夫也做不到，只有自己才能成为自己的主宰。

7. 妻子担心两个孩子用尽青春，无法实现梦想，怎么办?

生活中不少妻子会担心两个孩子会占用自己过多的时间和精力，大好的青春年华都用来养两个娃，还如何顾得上去实现梦想。

首先，养育孩子的确是一个需要时间和精力，貌似“消耗”青春的过程。但也是体验繁殖和养育所带来的快乐的过程。因为它是成年期自我成长的一部分，使人生丰盈而完整。

其次，孩子不是梦想路上的绊脚石，自己才是梦想缔造和实现的主宰者。例如拥有五个孩子的日本女性吉田惠波。她是畅销书作家，留学美国拿到了哈佛大学的硕士，回国后又在名古屋拿到了博士学位。她有朝九晚五的工作，带着孩子上班，每晚很早就陪宝宝们睡觉，凌晨三点就起床学习。别人坐地铁玩手机刷微博时，她往返几个小时都在看书，做家务时还练听力想论文，一点时间也不浪费。就是在这样的努力和坚持下，不但做到了儿女满堂，还实现了青春梦想。

人的发展需要不断地反思和自我调节。试想如果没有孩子，梦想真的就能实现吗? 如果答案是否定的，那就不要把原因归到孩子身上。从自身找原因才能拥有解决问题、实现梦想的动力和信心。至少可以平静安心地接受现实，愉悦当下。

此外，养好娃未必要投入全部精力和时间。高质量陪伴才能给孩子高质量的教育。合理分配时间，适当补充精力很重要。当自己感到劳累不堪时，适时向他人寻求帮助，给自己时间和空间“蓄满水”。还可以在养育过程中引导大宝与二宝的良性互动，让两个宝贝在合作游戏中享受同伴乐趣，也可获得片刻“解放”。

最后，养育孩子也是一个不断主动学习、与新生命共舞的过程。有许多母亲在养育一个新生命从小到大，从无知到熟悉到熟练的过程中，萌生了学习新知和新技能的热情与渴望。妻子的自我成长与孩子成长并不矛盾，孩子的存在往往还可以激发妻子新的梦想。

8. 丈夫如何应对二宝带来的压力？

二宝的孕育给丈夫带来了各方面新的压力，丈夫可能会因此产生焦虑、烦躁、失落等反应。准爸爸们不必因为自己偶尔的脆弱而自责和内疚，在接纳现状的基础上，可以考虑以下方法帮助自己缓解压力。

首先，明确压力的来源。压力产生的原因既有客观上无法改变的因素，也有主观上可以调适的因素。客观因素包括事件本身的难度、造成后果的严重程度等，主观因素包括个人自身的情绪状态、对事件评价的合理性等。

其次，寻找可以帮助自己解决问题的资源。这些资源包括积极心态、个人能力、家人朋友的支持和帮助等。对于丈夫来说，能发现压力给自己带来的好处，就是一种积极心态；娴熟的工作技能、良好的沟通技巧、细腻的观察能力等都是可以解决问题的个人能力；同时，妻子、父母、朋友以及专业人员均是可以提供社会支持的资源。

最后，针对主观上可以调适的因素，利用积极心态重接解释压力事件的意义。譬如，将压力的增多解释为对自己能力的肯定，能力越大责任自然越大；选取合适的个人能力解决引发压力的问题，譬如，发挥自己的计划能力，合理利用时间，提升工作效率等；此外，还可以与妻子直接沟通自己关于婚姻与孩子的担心，寻求朋友的支持与鼓励，必要的时候，可以向专业的心理人员求助。

9. 父母自己的童年不幸福，担心是否有能力给自己的孩子幸福？

当我们意识到这个问题，说明我们已经真正开始准备迎接新生命的到来。

就像我们没有办法决定自己出生在哪个国度一样，我们也没有办法左右自己的童年经历；就像我们可以决定自己成年以后过怎样的生活一样，我们可以通过自己的努力达到我们心中的目标。

父母自己的童年曾经历过的创伤或多或少，程度也或轻或重，但当我们能够意识到这个问题，开始担忧如何给予自己的孩子一个幸福童年的时候，也正是父母自己通过对孩子的爱治愈自己创伤的最好时机。在这一过程中，准爸爸妈妈们需要加强自身的心理弹性，在变化中达到对环境的动态调控和适应。心理弹性是我们自己对外界变化了的环境的心理及行为上的反应状态。

首先，我们在主观意识上，对外界客观的刺激要呈现一种积极和主动的状态，多去看事物积极、正向的方面。其次，适当的反思与觉察可以帮助我们拥有更好的心理弹性。最后，心理弹性不会固化不变，会因情境不同，特点有所不同，即呈现出较鲜明的差异性，需要我们正确地去面对。总之，对自己心理弹性的训练，并非一朝一夕之功，但当我们开始有意识地去加强，积极乐观地面对生活，用科学和爱心养育孩子，那些曾经的童年伤痛便将不复存在。

当我们了解了问题所在，治愈便不再困难，而这种治愈便是孩子赐予我们的！

二、大宝心理调适

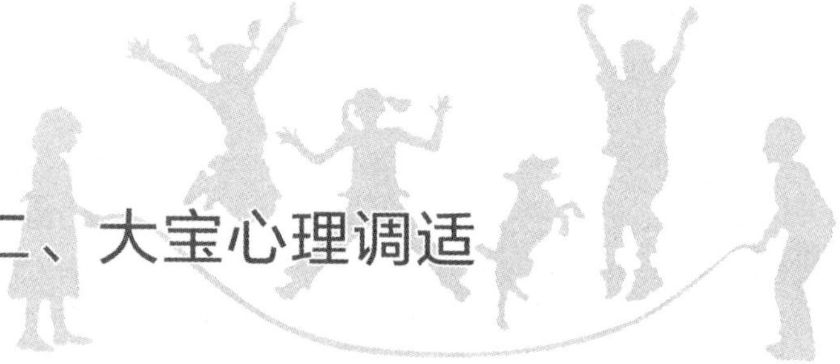

1. 生育二宝，需要征求大宝意见吗?

要生育二宝了，我们要不要征求大宝的意见呢？其实，这个问题不在于是否对大宝进行了“表面上的”意见征询，而在于爸爸妈妈们如何对大宝在生育二宝问题上进行引导。

当大宝还没有成年，他们从生理上到精神上还处于依赖父母的时期。大宝的“不同意”、威胁或哀求，其实是因为害怕失去爸爸妈妈的爱，害怕爸爸妈妈不再喜欢“我”了。

在大宝的幼儿时期，即 3 ~ 6、7 岁的学前期，正属于儿童人生发展的第一叛逆期。这是儿童心理发展的正常阶段，不是我们的大宝“突然变得不听话了”，也不一定是在“针对二宝的问题”，而是孩子出现超出自己实际发展水平的“长大感”，需要爸爸妈妈的认同、理解与支持。父母应积极而又理智地面对，因势利导、循循善诱地帮助孩子，并创造条件适宜地满足孩子的发展需求。此阶段最好的教育方式是通过游戏活动，特别是扮演社会角色的游戏活动，以满足他们参与社会生活活动的需要；培养并持之以恒地训练儿童的生活自理能力和力所能及的家务劳动能力，以体现他们“很能干”的价值感；了解儿童的特长和优势，创设条件，有针对性地培养认知方面的、艺术方面的或其他方面的才能，使儿童获得成就感。

因此，对于生育二宝，我们不但需要征求大宝的意见，更要积极地引导大宝迎接家庭新成员的到来。

2. 如何告诉大宝要有弟弟妹妹了?

当妈妈怀了二宝时，不妨用如下几个方法告诉大宝要有弟弟妹妹的事实。

首先，可以通过故事绘本给大宝讲解弟弟妹妹出生后会发生的事情。通过阅读绘本引发大宝情感共鸣，学习和迁移别人的经验，引发对二宝的积极情绪。

其次，也可以给大宝讲讲他出生的故事，这是很好的生命教育。因为有的孩子面对妈妈身体日益发生变化，尤其在入院分娩前后，由于不知道发生这些意味着什么，而显得格外焦虑紧张，甚至以为妈妈生病了。因为一般在孩子尚有限的经验里认为医院是可怕的地方，住院是件很严重的事。

再次，视孩子的性别和性格，如果有条件，还可以考虑带大宝去看看朋友家的刚出生不久的弟弟妹妹。一般女孩子对刚出生不久的小宝宝有着“母性”使然的由衷喜爱，忍不住去摸摸小手小脚，产生也要照顾好弟弟妹妹的情绪。还可以请大宝帮二宝起小名，这会让大宝觉得自己也参与了弟弟妹妹出生的过程。

不过，在告诉大宝将有弟弟妹妹的时候，要注意不能一味强调同伴的美好，毕竟刚呱呱坠地的二宝距离能陪大宝玩耍打闹、讲悄悄话还有一段时间。

最后，以上的建议更适用于大宝 6 岁之前。当大宝年龄已经超过七八岁甚至 12 岁（进入第二反叛期后人格逐渐独立）时，父母与大宝沟通二宝到来时，需像朋友一样，在尊重的前提下商量引导。同时，切不能因为觉得大宝成熟懂事了就忽略了对其必要的心理关注。

3. 大宝同意了要弟弟妹妹，就意味着日后一定相处愉快吗?

不少准备要二胎的父母在征求了大宝的意见得到肯定后，都松了一口气。但要了解，在弟弟妹妹真正到来之前，大宝的同意不意味日后一定相处愉快。

儿童在六七岁以前，思维是直觉性的，非逻辑的。所以大宝即便表面同意了要弟弟妹妹，也只是按他自己对这件事的理解，并非一定是父母所期待的“接纳”。因为这个时期的孩子认知能力发展还不够对未曾经历的事件做设身处地的想象与评估。父母千万不要因为之前已经为孩子做心理建设而付出了努力，从而对孩子有较高的期望。事实上，无论大宝在二宝出生后出现什么样的情况，都是可以接受的。毕竟，于孩子而言，多一位同胞，首先是分享了父母，而不是多了一个玩伴。

即便大宝年龄超过六七岁，看起来成熟懂事些了，他的“同意”承诺也并非一成不变。要考虑到大宝的性格特点，切忌主观上轻易责怪孩子说话“不算数”。何况在二宝没有真正到来之前，孩子无法预知与二宝的真实相处意味着什么。可能期待的事情都是美好的，根本无法想到可能出现的冲突及失落。

因此，父母要做好心理准备，大宝同意要弟弟妹妹的承诺有可能反弹，更不要责怪孩子，而是在二宝到来过程中对大宝发生的诸多变化多一份关注与理解。同时，在告诉大宝将有弟弟妹妹的时候，不要一味强调有了同伴的美好，而要告诉大宝多一个小宝贝的真相，给大宝多一些心理准备。

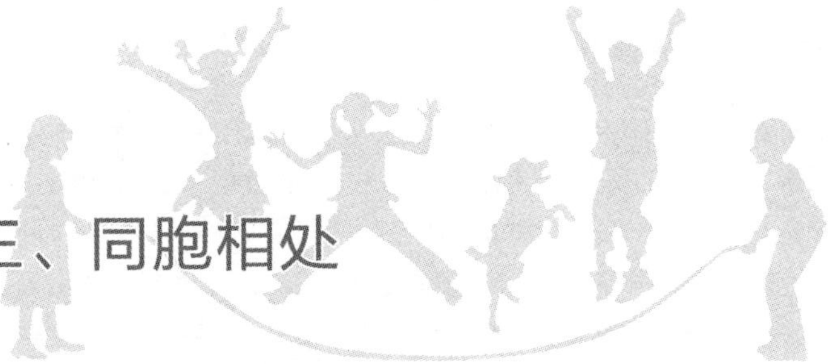

三、同胞相处

1. 照顾家里二宝时，大宝总是哭闹争宠，应该怎么处理？

在二宝家庭，最令妈妈头疼心急的场景之一就是照顾二宝时，大宝总是哭闹争宠。要应对这个问题，先要分析大宝争宠背后的原因，才能对症下药。此时大宝的表现很可能是由于安全感受到威胁。哭闹是孩子在表达内心很害怕，对家里因新成员的到来产生的变动感到很不安。那么，应该如何保障大宝的安全感呢？

首先，为尽量避免或减少环境和主要抚养人的双重改变对大宝安全感带来的不适，妈妈在二宝出生前给大宝做好充分的心理准备尤为必要和重要。同时，需要安排另外一个人如爸爸替补妈妈以前对大宝的照顾角色，并在二宝出生前就开始逐渐接手对大宝的“接管”。

其次，当大宝哭闹时，妈妈要及时回应，切不可责怪大宝不懂事。每一位妈妈都会说，虽然有了二宝，但是我对大宝的爱没有减少。是的，妈妈的内心是这样的，但是行动和语言是不是也让大宝感知到了呢？爱大宝一定要让大宝知道，而不是在内心偷偷地爱。

最后，妈妈需跟大宝建立起经得起考验的信任关系，才能让大宝在二宝出生后，依然深信妈妈对自己的爱是无可取代的。这就需要在二宝出生前，妈妈给大宝做心理建设时要全面真实地告诉他有了弟弟妹妹的生活是什么样，切不可一味灌输有了同伴的美好，而要引导大宝了解即将到来的角色变化。

2. 对待两个孩子应该做到“完全均等”吗?

从公平的角度来说，对待两个孩子应该做到完全的均等。让孩子感觉到无论是否有大宝或者二宝，自己在父母心中都是独一无二，无可取代的。但是，从对孩子教养方式的角度来看，“完全均等”的方式却是不适用的。因为不同人格特点的孩子需要不同的教养方式。要根据两个孩子的不同年龄段的心理特征，给予恰如其分的爱。

对于 0 ~ 2 岁的孩子，应该给予什么样的爱呢? 0 ~ 2 岁是婴儿前期，主要发展任务是获得信任感，克服怀疑感；良好的人格特征是希望品质。这个阶段的教养重点是：即时回应；建立信任和合作的亲子互动模式。对于刚刚出生的宝宝的基本需求的回应要及时：例如，饿了就及时地喂奶，渴了及时地喂水。外界及时的回应能让脆弱状态的婴儿感觉到世界是值得信任的，安全的，美好的。

2 ~ 4 岁的孩子则需要迥然不同的对待。2 ~ 4 岁是婴儿后期，主要发展任务是获得自主感，克服羞耻感；良好的人格特征是意志品质。这个阶段的教养重点是放手和非入侵，允许和尊重孩子自己去尝试和解决问题。从而发展出“我是有能力的”意识。

总之，我们需要根据孩子自身的特征进行有针对性的教养，盲目追求两个孩子之间的一致性是不可取的。

3. 两个孩子之间发生冲突的时候，应该“护大”还是“护小”?

家有俩娃互助合作固然好，大小冲突也避免不了。发生矛盾有纷争时，家长不妨先观察一下，视情形而定，没有发生攻击伤害时未必需马上介入，有时孩子的问题孩子有能力或方法解决。当俩娃的冲突程度到了需要家长出面干预时，对待曾身为“独生子女”被父母唯一呵护的大宝，父母需格外关注。因为只有大的得到尊重后，才能发自内心地去爱护谦让小的。每当冲突发生就批大护小，其实对两个孩子都不好。大的因为委屈越发恨小的。而小的则学会了一点小事就尖叫，日后甚至会利用大人去欺负大的。久而久之两个人的关系只会更加对立仇视。

委屈了大宝，宠坏了小宝不对，而无原则的一味偏袒任何一方都不好。发现大宝确实有问题时也要批评，公正讲理，不偏不倚，谁有错都应承担，如果两个孩子都有错就都该认错。让孩子明白规矩，树立公平，尊敬权威，这也是儿童在成长过程中道德发展认知发展的必经之路，是一个很好的成长机会。但在讲原则的前提下可尽量尊重大宝的需要，只有这样才能实现兄则友、弟则恭的理想关系。这里也需注意俩娃年龄阶段，尤其是年龄偏小的二宝可能会由于年龄小道德感尚待成熟。即便如此，慢慢树立家规的过程也极其重要和必要。当然，好的家规是家庭成员都应遵守的，言传身教，父母应做好榜样。

4. 两个孩子在游戏中产生争执的时候，是否应该介入？

两个孩子间的相处并不总是愉快的，尤其在共同游戏的过程中，很容易发生各种各样的冲突争执。

面对孩子们的冲突，不妨试试这样做。

（1）保持冷静，不急于介入孩子们的争执。你可以装作没有留意到他们的矛盾。

（2）在旁边观察孩子们的语言、解决问题的方式及争执出现的原因。这需要爸爸妈妈们有一双慧眼，不要有自己先入为主的想法。

（3）孩子们无法解决问题或出现肢体冲突之前及时介入处理，避免暴力行为的发生。这一点非常重要，孩子们的能力有限，有时候需要家长来帮助他们意识到自己的想法和情绪；而他们控制冲动的能力还不够强，这时一定要坚定明确地阻止不被允许的行为。家长应当保证孩子们的人身安全，将非暴力作为一条底线来处理争执。

当我们不得不介入争执时，有一些原则值得记住。

（1）相互尊重。这既是我们与孩子之间沟通的基础，也是孩子们之间的原则。家长们应理解孩子各方面都还不够成熟、需要关怀的现状。同时，爸妈们礼貌尊重的态度也是孩子们最好的榜样。

（2）有效沟通。和孩子们保持同一高度，而不是像监管者那样讲话。引导他们直接表达感受，自己想出解决的办法。

（3）运用转向。给孩子们提供选择是个不错的办法，既尊重了他们的自主性，不使他们感到无助，又给他们指出了正确的行为。

处理孩子的争执是教养过程中至关重要的主题，恰当的处理方式可以帮助孩子们更好地成长，甚至父母也会在这一过程中受益匪浅。

5. 大宝应该比二宝更懂事吗?

大宝由于心理发展较早，比二宝懂事应该是正常的期待，但父母们一定得想明白:大宝应该懂什么事? 虽然大宝的身体运动能力、思维判断能力、自控控制能力等比年幼的二宝有优势，但是大宝毕竟还只是个孩子，如果期待大宝能够像成年人一样懂事，那便是不符合心理发展规律的过高期待。所以，大宝比二宝懂事是必然现象，但是具体懂什么事，还得从大宝的年龄发展阶段来区分。

如果大宝尚处于幼儿期（3 ~ 6 岁），家长可以期待大宝相比弟弟妹妹能够具有更好的自主性，可以主动完成些力所能及的任务，不会凡事都依赖着父母。但是，此时的大宝自我控制能力尚未发展完全，无法做到对冲动的抑制与调节，所以可能会有一些任性行为。这种“不懂事”是幼儿期大宝的必然会出现的心理现象，对于这种不懂事行为，父母应该注重规则的建立，并对大宝的自控行为及时表扬，培养大宝的自我控制能力。

如果大宝正处于儿童期（6 ~ 12 岁），家长可以期待大宝相比弟弟妹妹学会更多必要的谋生技能以及能使他们成为社会生产者所具备的专业技巧。但是这一阶段的大宝可能还是会对父母的一些无意间的不公平行为特别敏感，继而产生同胞矛盾等。父母对于这种“不懂事“行为，应该引导大宝用语言表达自己的不满，负面情绪一旦转化成语言，得到充分表达后，就不存在行为上的危险性。

如果大宝已经达到少年期（12 ~ 15 岁），家长可以期待大宝已经具有了哥哥姐姐的身份认同，出现很多照顾弟弟妹妹的行为，并且强烈地追求独立，想要脱离父母规划自己的生活。但是，少年期的大宝比较注重同龄友谊的发展，可能表现出对弟弟妹妹的漠不关心。此外，面临着青春期心理冲突的大宝可能情绪极度不稳定，与家庭的矛盾剧烈。对这种“不懂事”的行为，父母没必要求全责备，因为少年期的大宝对批评十分在意，所以，父母应该尊重大宝的独立意愿，像个朋友一样与大宝沟通，从而理解少年期中大宝独立性与依赖性的矛盾。

最后,“懂事与不懂事”仅是父母对孩子的单方面需要，每个年龄段的孩子都有自己独特的发展任务，都有自己年龄范围内所能做到的和不能做到的。对于孩子心理阶段中能够做到的，父母可以引导和鼓励，对于孩子心理阶段中本就做不到的，父母切莫怀有过高的期待。毕竟，大宝虽然是二宝的哥哥姐姐，却永远是父母的小孩子。

6. 大宝想让父母保证第一爱自己，如何应对?

二宝降生后，虽然父母心中对大宝的爱没有变，但不可避免地要将部分精力分配给二宝。那么，当大宝委屈地要求“保证最爱我”时，父母该如何应对呢?

如果以小朋友的立场去考虑，不难发现：对于弟弟妹妹的到来，大宝最直接的感受就是爸爸妈妈对自己的关注比以前少了，与自己的互动也没有过去频繁了……很多时候爸爸妈妈都在忙着照顾弟弟妹妹，于是，大宝心理不禁会产生这样的疑问：爸爸妈妈好像不如以前那么爱我了？是不是更喜欢弟弟妹妹?

设身处地地思考后不难做出判断：大宝真正担心的是父母对自己爱的减少。因此需要做的就是坚定地告诉大宝：爸爸妈妈像以前一样爱你！非常非常爱你！现在你又多了弟弟（或妹妹）的爱！我们是相亲相爱的一家人!

需要强调的是，小孩子对于父母的感情变化非常敏感，尤其是在这种家庭结构发生变化（新增家庭成员）的重要时刻，要及时给予共情，以孩子的视角去考虑问题，以便捕捉到孩子最真实的想法，给予他（她）最需要的爱。

7. 大宝的教育如果有缺憾，要在二宝身上弥补吗?

大宝诞生时，由于家长们都是第一次做爸爸妈妈，缺乏教养经验，所以在对大宝的教育中难免会出现各种各样的问题，但孩子的成长是不可逆的，所以家长们在自我反思的同时往往心存遗憾。全面二胎政策出台后，二宝即将出世，有不少家长于是选择了将大宝的教育缺憾弥补在二宝的成长中。

必须要承认的是，父母能够总结自己在教育大宝时的错误行为，并且汲取经验教训，从而提醒在二宝教育过程中不犯同样的错误，这是值得肯定的。但是，很多父母想在二宝身上弥补对大宝的教育缺憾，并不是为了满足二宝的需求，而是满足父母自己的需求。大宝的教育缺憾是一种心理学上的“未完成事件”。未完成事件是指尚未获得圆满解决或彻底弥合的既往情境，尤其是创伤或艰难情境。未完成事件的需求未满足，然而它却拥有生命里的支配性力量，它常会霸道专横地被完成，即使环境已经完全不同了。家长们需要警惕，教育大宝过程中的遗憾与后悔作为未完成事件会在二宝的成长过程中通过教育行为起作用，有时，未完成事件对教育行为的影响甚至是无意识的。所以，当家长们在大宝教育过程中有了遗憾时，面对着新出生的二宝，一定要仔细审视自己弥补的欲望与行为，这到底是为了自己过去的遗憾，还是为了二宝未来的发展？

8. 二宝降生之后，为什么大宝不如以前听话了？

小宝宝出生后，很多父母都会发现原本听话的大宝开始“退步”了：也就是恢复到小时候的模样，例如他原本已经不尿床了，如今却又开始尿床，或者又开始要求用奶瓶来喝牛奶。父母心中总会升起这样一句疑问：“为什么大宝不如以前听话了？”

其实，大宝在用无数退行行为表达一个感受：“我失宠了！”

以前，只有一个孩子时，全家的注意力都在老大身上，而老二出生后，无论从时间上还是精力上都要在一定时间内更多地关注老二，这会给老大一个错觉，就是自己失宠了。对于这种“失宠”的感觉，年纪较小的孩子还无法用语言来表达，因而便会展现在行为上。

有一个嫉妒弟弟抢走了父母关爱的小姐姐，有一天突然有个想法，她跑去跟妈妈说：“小弟弟已经死了，再也不会回来了。”然而，妈妈听了小姐姐的话，却是出人意料的安静，她没有立刻跑去看小弟弟，却紧紧把小姐姐抱在怀里。因为妈妈懂得小姐姐的心理，这正是小姐姐想要的，她需要确知妈妈还是爱她的，也还是需要有跟父母单独相处的时光。

总而言之，家庭新成员的到来，是大部分学龄前孩子都会面临的压力事件。这时，父母需要注意：大宝表现得越不听话，他心中的失落与不安也就越深，因为眼中根本没有“听话不听话”，只有“爱不爱”。所以，当大宝下次又开始不“听话”时，父母们就要警惕了：是不是自己又无意间吝啬了对大宝的爱了呢？

9. 大宝总是欺负二宝怎么办？

同胞相处愉快是父母们对孩子最大的期望，但是现实往往事与愿违，父母应该如何应对大宝对二宝的欺负呢？

首先，引导大宝用语言表达自己的不满。大宝所处的年龄阶段心理特征就是身体运动能力发展较好，语言能力发展较慢，所以大宝会用行动来表达自己的不满。此时，父母应该引导大宝用语言表达不满。譬如，可以询问大宝为什么欺负二宝，“是不是担心爸爸妈妈会把对你的好分给弟弟 / 妹妹”？并多列举大宝的可爱之处，让大宝从心里感到自己不会失去父母的爱，从而缓解对二宝的敌意。

其次，注意激发大宝的自豪感。大宝正处在自尊发展的重要时期，此时，大宝喜欢长大的感觉、被崇拜的感觉、做第一名的感觉等，可以用不同的方式，引发孩子把这些感觉与弟弟妹妹连接起来。让大宝在二宝面前有种身为哥哥 / 姐姐的自豪感。可以时常对大宝说，“这个小家伙肯定天天很羡慕你会那么多本领啦”“以后你可要教他玩哟，你会那么多，他就只会玩自己的手”！大宝有了自豪感，就不会将自己的身体优势用来欺负二宝，反而会通过照顾二宝而获得更好的自尊。

最后，建立孩子间相处的规则。父母应该建立冲突处理的原则，譬如：不可以肢体攻击、东西要一人一半等。当两个孩子违反了规则时，要一视同仁进行批评，不能因为二宝年纪小就让他逃避惩罚，只有这样，当大宝再欺负二宝时，对大宝的批评才不会让大宝心里感到不公平。

10. 如何看待与应对两个孩子之间的差异？

日常生活中，我们经常会遇到亲兄弟姐妹性格却大相径庭的情况，大家也都见怪不怪了。但是，打算生二孩的父母们却犯了难：我家大宝正是我理想的样子，要是二宝调皮难缠怎么办；大宝让我操碎了心，真想要个乖巧可爱的二宝，可要是偏心，对孩子也太不公平了；同样是孩子，差距咋就这么大呢？这些困惑也正体现了当代爸爸妈妈们对孩子的关爱和重视，越来越意识到差异的重要。当然，我们要理性看待这些问题。

面对差异，抚养教育孩子的首要原则便是尊重。世界上没有完全相同的两片树叶，我们应当承认孩子们的独特性，而不是方方面面划出统一的标准，达到即优秀。有的妈妈因为有了抚养第一个孩子的成功经验而疏忽了二宝的独特性，常常拿孩子们作比较：“你哥哥像你这么大已经能背诗了”“姐姐小时候从来不挑食”。这样既不能帮助孩子进步，还会给他们造成更大的心理压力。孩子某方面发展慢，在其他方面也许有特长，制定不同层次的标准，有针对性地满足他们的需要，是父母的必修课。

两个孩子的差异会体现在各种层面，除了尊重，我们也要考虑如何将不同转化为孩子们的优势。例如，家庭中一个孩子是听觉型的学习者，听课是最高效的接收信息途径，而另一个孩子是视觉型学习者，看书和观察让他学得更多。爸爸妈妈平时通过观察就会发现孩子的这种差异，从而引导他们用不同的方式来学习，同时也要注意锻炼孩子们的薄弱环节，穿插练习他们不擅长的方式，这样才能更全面地成长。

11. 大宝与二宝年龄差距较大时，需要注意些什么？

一般来讲，大宝与二宝年龄差距在 8 岁以上时，我们就应该注意两者年龄差带来的心理影响了。因为 8 岁的年龄差意味着在二宝尚处于婴幼儿期时（0 ~ 6 岁），大宝就已经步入青春期了（10 ~ 18 岁），两个孩子的生理发展特点和心理发展任务均不相同。面对两个年龄差距较大的孩子，父母应该做点什么呢？

首先，继续给予两个孩子“平等”的爱。处于“心理断乳期”的大宝面临着独立性与依赖性的矛盾，虽然极度渴望脱离父母，但又极度依赖父母照顾。父母们不要觉得大宝已经“长大了”就开始将关爱重心转移到二宝身上，相反，处在充满矛盾青春期的大宝可能更需要父母的全方位关注，所以，给予两个孩子的爱务必要“平等”。

其次，用正面表扬培养大宝当哥哥姐姐的价值感。自我意识迅速成熟的大宝最重要的发展任务之一就是寻找自我价值感，此时的大宝对师长的表扬很在意，对师长的批评则很敏感。所以，父母应该经常发现大宝身上的优势，并且用适度赞美培养他们作为哥哥姐姐的价值感。如此，可以将青春期的独立性与自我意识与作为哥哥姐姐的价值与担当联系起来，有利于同胞关系与大宝发展。

最后，尊重两个孩子的差异，爱得恰如其分。二宝需要被爱的表现形式是照顾与关心，大宝需要被爱的表现形式是沟通与自由，父母给予两个孩子的爱绝不可完全“相同”。有一个妈妈，给二宝做完了吃的东西，怕大宝不高兴，就也给大宝做了一份，结果大宝极为反感：“我又不是小孩子，我饿了自然会说，别总跑到我房间来！”这个妈妈在盲目追求平等的同时，没有考虑到大宝的心理成长特点，反而引起了大宝的厌烦。

12. 大宝看起来“懂事”就意味着从内心接纳二宝了吗？

同胞之间的矛盾是所有二胎家庭共同的担心，但是有些大宝看起来很“懂事”，似乎从内心挺欢迎弟弟妹妹的到来，从来不给父母添乱。父母们在庆幸之余，有可能需要警惕，对于某些孩子来说，表现出来的和内心感到的会存在较大差距。

对于有了二宝的家庭来说，父母需要给予大宝更多关注。此时的大宝需要的是一种更高需求的爱。在两个宝宝的养育过程中，父母长辈经常会有意无意地说“你真棒，像个大哥哥 / 大姐姐，当了哥哥 / 姐姐就是不一样”。这种鼓励无形中成为了孩子的压力与负担。对于年龄尚幼的宝宝来说，这种对失去父母之爱的担心、对关注减少的失落、对成为哥哥姐姐的压力，实在是太过沉重。如果是善于随时表达随时发泄的外倾型宝宝，可能父母会看到宝宝一时的“不够懂事”与“不接纳”。但如果是内倾型宝宝，父母可能会看到“懂事”与“接纳”，但对于宝宝来说很可能意味着纠结与压抑，所以小姐姐的这种情绪失控实际上是经历了很大的心理折磨才产生的结果。对此，父母一定要认真观察宝宝最介意的“点”，调整陪伴方式。孩子如果最介意妈妈抱得少，那么妈妈就要有意识地多抱抱她，同时父母要尽量多安排时间陪伴大宝，可以多去户外玩耍，让大宝的精力与压力得以释放和缓解，用无条件的爱去滋养他们。

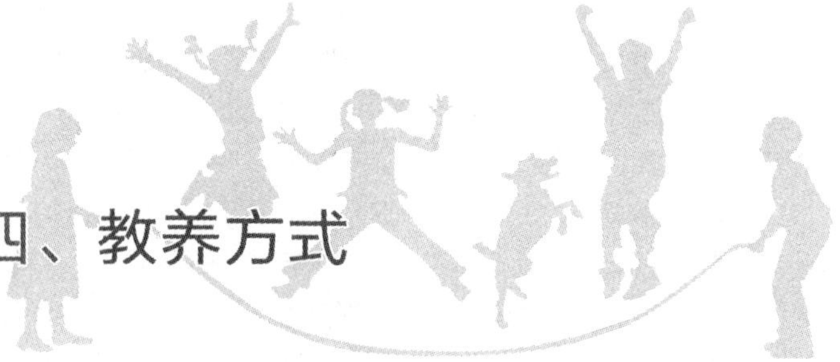

四、教养方式

1. 母亲的关爱是孩子安全感的重要来源，为什么？

安全感对于我们每个人来说都非常重要，一个内心有安全感的人是自尊而自信的，能够与他人建立信任关系、挖掘挑战自己的潜能、不断向外探索并充满好奇心，而没有安全感的人则更容易感受到孤独和被拒绝，难以建立信任的人际关系，畏惧挑战和非常规的东西。童年时期尤其 0 ~ 3 岁是形成安全感的关键阶段，母亲作为这一时期的重要养育者，对儿童的安全感形成具有至关重要的作用。

埃里克森认为，让孩子形成安全依恋、具备安全感，父母持续稳定的关爱（所有事情的一致反应）是必不可少的条件。如果时而积极，时而冷漠，孩子就会对养育者产生不信任的感觉，即使成人也会回避深度信任的关系。并且这种关爱不只是食物喂养，还有来自父母的抚触、拥抱等情感表达。心理学家哈洛曾做过一个实验：给幼猴两个人造妈妈，其一可以喂奶但由铁丝制作，另一个不能喂食但以柔软绒布制成。当危险刺激出现时，幼猴会抱紧绒布“妈妈”而抛下铁丝“妈妈”，表明情感和触感的舒适提供的安全感完全不亚于食物。

了解了背后的原因，妈妈们应该明白自己的重要性了，在孩子出生的最初一段时间里，请不要吝啬你的关爱，让宝宝安全、快乐地成长吧。

2. 在两个孩子的教养中，父亲的参与为什么尤为重要?

父亲功能对于两个孩子身心发展有着无可替代的作用，父亲在孩子眼里代表着无穷的力量与强大的依靠。父亲角色的弱化和缺失，或多或少会给孩子带来心理上的不安全感。具体到两个孩子的教养中，父亲的参与可以给孩子提供诸多好处。

（1）父亲参与有助于两个孩子的社会性发展。父亲是孩子最重要的游戏伙伴，也是儿童积极情感的满足者。父亲会更多地与孩子玩兴奋、刺激、变化多样的游戏，也能很好地引导两个孩子共同参与的游戏。两个孩子在父亲参与的游戏中可以学习到人际沟通技能，父亲制定原则与规定的能力也可以让两个孩子在相处过程中学习处理冲突与沟通合作。

（2）父亲参与有助于两个孩子的智力发展。父亲会给予孩子更丰富、更广阔的知识。父亲通过与孩子共同操作、探索多种形式的活动、游戏，可以培养孩子的动手操作能力、创新意识，促进孩子求知欲、好奇心的发展。

（3）父亲参与有助于两个孩子形成健康的性别意识。模仿是孩子学习父亲的重要途径，通过父子相处，男孩会更好地从父亲那里观察、模仿男性的语言和行为，日渐表现出男性的性格优势。而父女相处也可以让女儿从小接触到良好的、明确的男性榜样，并分清男女之间的差异，更有利于培养女孩子的女性气质，而且也会受父亲易于表现的冒险、进取、独立性的影响。

（4）父亲参与有助于两个孩子形成自我控制能力。缺位的父亲往往伴随着焦虑的母亲与失控的孩子，由于父亲是孩子重要的规则制定者，所以没有父亲功能的家庭往往伴随着自控力较弱的孩子。如果说母亲影响了孩子的情感的话，父亲就决定了孩子的成功，这就是父亲功能无可替代的原因。

3. “大宝照书养，二宝照猪养”，真的有道理吗?

相信这是很多已经拥有了两个宝宝的家庭常见的现象：养育大宝时初为父母，对待各种状况不知所措，于是各种育儿心得、教育宝典不离手边；养育二宝时因为已经有了大宝的经验，所以跟着感觉走，奉行“散养”理论，认为差不多就行了……这样真的合理吗?

从生活起居上的照顾来说，大宝的养育经验确实很有借鉴作用，哺育要点、饮食安排自不在话下，生病护理也可以从容应对。可谈到孩子的教养方式，就要根据孩子的个性特征来决定，不能一味照搬大宝的养育经验，同样需要在学习的基础上因人制宜、科学引导。

例如：同样是新生儿，有的孩子很乖，吃饱就睡；有的孩子经常哭吵，生活少有规律；有的孩子虽然哭闹，但适度，容易安慰。为什么有这么大的差异呢？

这种差异是由先天气质决定的。它可以表现在儿童时期的游戏、交往等各种活动中，有相当的稳定性，与遗传有关，是人的心理特征之一，也是性格的核心。每个孩子都有天生的气质类型，有他们各自不同的看待世界以及与世界互动的方式。

正如父母不能选择孩子的性别一样，气质类型也是不可能选择的。能做的就是，无论孩子属于哪一种气质类型，都无条件地爱他。当然，儿童的发展倾向和结果与后天的教育、培养、环境因素影响密切相关，是具有可塑性的。

可见，在教养孩子方面，决不能简单地按照“老大照书养老二照猪养”的方式，而是应该根据不同孩子的特点，进行有针对性的教育。所谓有针对性的教育就是发扬每个孩子个性中的长处，纠正其个性中存在的不足或问题，从而促进幼儿个性的健康发展。

4. 在养育两个孩子的忙碌生活中，如何保持夫妻之间的良好感情？

有了俩宝以后，夫妻双方彼此顾及对方的时间精力难免比之前更少一些。在这个阶段，夫妻应该做些什么保持两个人之间的良好感情呢？

一方面，爸爸要积极参与俩宝的养育中来，这不仅是对妈妈的最大支持，也利于保持和增进夫妻良好感情。在二宝到来的过程中，爸爸的作用尤显得重要。爸爸需要尽快和大宝建立更亲密的关系，以便能替代妈妈来照顾大宝。日常生活中，爸爸多照顾孩子的起居饮食，给孩子讲故事，多花时间陪孩子游戏，就能逐渐和孩子建立起更亲密的关系，这样当妈妈不能或无暇照顾其中一个时，爸爸能及时顶上。当妈妈分身乏术时，这么“给力”的爸爸是对妈妈最大的爱护和照顾，夫妻感情也在这种合作养娃的默契中日久弥新。

另一方面，对妈妈来说，夫妻间的爱情诞生了共同的后代以后，家庭的生活方式不可避免地要发生某些变化，但是夫妻间共同的活动和感情的直接交流不应被忽视。

做妻子的，在珍爱孩子的同时，不应忘记自己在家庭里除了母亲的身份外还扮演着妻子的角色，不能完全忽视丈夫的感受。而且，妈妈不要什么事情都亲力亲为，给爸爸一点时间，相信爸爸会做好。千万别一边什么都自己做，一边又抱怨爸爸不能帮忙。

最后，还想对那些担心照顾二宝的忙碌会影响夫妻良好感情的爸妈说一句，抚养孩子固然辛苦，夫妻感情终究还是由夫妻自己决定的。正如法国心理学家艾迪特曾说过："孩子的降生对夫妻关系的影响是相对的。如果夫妻感情稳定，孩子的出生就会让他们的婚姻更持久，即使丈夫的存在会在一段时间内被忽视，家庭感情积累将在各个家庭成员之间被重新分配，而不是减少。但是，如果夫妻之间的感情原本就不牢靠，那么孩子的降生则会使夫妻关系雪上加霜……"

5. 父母如何培养两个孩子的合作意识？

曾经一些独生子女会被批评为"小皇帝""小公主"，原因之一就是他们太以自我为中心，在团队合作任务中往往表现很差。而当今社会，人们越来越重视合作。因此，许多父母迫切地想要知道培养孩子合作意识的方法技巧。和其他的能力品质一样，合作意识的培养也是一个长期的过程，需要爸爸妈妈的耐心和创意。

家长们最容易想到的方法，或许是当孩子们表现出合作行为时予以表扬，而当他们冲突时批评教育，让他们意识到，相互配合才能使大家都玩得开心。这种方式有各种弊端，例如太过机械化、孩子会认为合作只是为了获取奖赏等，但是适当地运用这种方法可以显著改善孩子的行为，帮助他们培养合作意识。

此外，俗话说"父母是孩子的第一任老师"，孩子们来到这个世界上，最初就是通过观察和模仿父母的言语行为形成自己的表达方式。可以说，父母是小孩子最重要的榜样。日常生活中，父母表现出的合作行为及其结果都将成为孩子的第一手经验。爸爸妈妈可以配合做饭或者大扫除，不仅带动孩子参与家务的积极性，也让他们看到该如何进行合作、如何考虑他人的需要与情绪，也许几次之后，孩子们就会主动来帮忙了。其次，多带孩子们玩一些合作游戏也是不错的方法。例如在搭积木、过家家这些活动中，家长可以主动设置情境，引导孩子们发现互助配合的作用。

6. 做个"懒爸爸""懒妈妈"？

不少父母担忧照料俩宝会让自己忙碌不堪，分身乏术。而也有一些人坚持可以做个“懒爸爸”“懒妈妈”，曾有一本畅销书就主张“做妈妈的境界，就是偷懒，唯有偷懒，才能给宝宝自理、自立的锻炼机会”。那么首先要认识何为“懒”，这里的“懒”绝不是指把孩子推给老人或保姆置之不理，而是指在养育宝宝的过程中不要大包大揽，过分干预，要给孩子自由、自主做决定的权利。

当宝宝开始进入儿童期（1.5 ~ 3 岁）以及随后的学龄期（3 ~ 5 岁）时，是意志力与主动性形成的关键期。如果在这两个时期父母过于完全包办，孩子容易逐渐失去自信心，这使他们更倾向于生活在别人为他们安排好的狭窄圈子里，缺乏自己开创幸福生活的主动性。这时父母要有点“懒”的精神和智慧尤为重要。

做个“懒爸爸”“懒妈妈”也有益于孩子独立性的形成，树立界限。父母在孩子的成长过程中过于“勤快”，过度保护，以致孩子长大了都不肯放手。“我过的桥比你走的路还多，你不听我的，迟早要吃亏”，“这些都是我的经验之谈，你一定要……”之类。听大人的话，确实有时候可以少一些障碍、少走一些弯路，不过，也会使得自己像温室的花朵，一旦自己一人置身困局，便不能逃脱。正是这些过度的“勤快”模糊了界限，让孩子日后不由自主做起了“啃老族”。

最后想说的是，“懒爸爸”“懒妈妈”的放手不等于放任，在孩子遇到困难的时候，父母是孩子最后那道坚实的后盾。

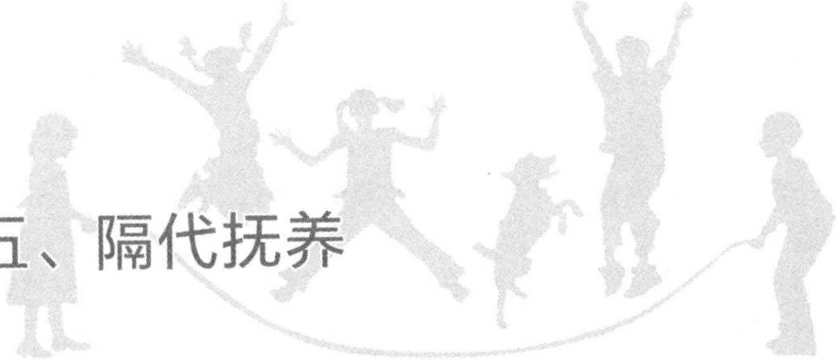

五、隔代抚养

1. 老年人带孩子到底有哪些利弊?

二宝走进家庭后，由于父母的时间精力有限，有些家庭选择让老年人接管或者参与两个孩子的教养。祖辈教养孩子的确可以减少年轻父母的许多负担，但是有些父母开始担心隔代教养会不会给孩子的身心发展造成一定的不良影响。那么老年人带孩子到底有哪些利弊?

老年人的教养方式是由其自身的生理、智力与心理特征决定的。

首先，老年人的生理功能衰退，体能逐渐下降，在带孩子的过程中可能无法陪伴孩子进行充足的体育锻炼，也没办法与孩子一起进行刺激丰富的游戏，这可能影响孩子的身体运动能力发展。但是，从有利的角度来讲，正是因为老年人的身体运动能力衰退，他们可以更有效地保护孩子的身体安全，同时，也可以让孩子很好地学习自我保护，察觉环境中的风险存在。

其次，老年人有更丰富的教养经验，对于孩子出现的种种行为与态度可以凭借经验有很好的处理。所以，父母首先要尊重老年人从毕生经历中提炼出来的教养方式，不要盲目否定。但是，老年人可能存在思维刻板的现象，所以难以短期内改变既有的行为模式与教育观念。所以，当父母看到老年人的错误教养方式时，沟通一定要耐心，因为思维刻板的老年人做出改变需要的成本要高于年轻的父母。

最后，从老年人的个性变化亦随增龄逐步趋向内倾，孩子的模仿与认同能力较强，所以可能也随之产生内倾的心理特质，老人带的孩子都会比较“乖巧”。但是父母要注意给孩子生活中添加些丰富有趣的刺激，多鼓励孩子和同龄伙伴玩耍，保证孩子的社会性与人际能力正常发展。

2. 父母与老年人教育方式不同，对孩子有什么影响？

许多父母会抱怨对于孩子玩平板电脑（ipad）、看电视等行为老人不加限制，长此以往孩子的视力肯定会下降，但是老人总是不以为然，觉得让孩子做想做的事情很好。此时，父母们就面临了一次与老年人教养方式的差异冲突，对于此类问题，有些父母会非常担心，觉得不一致的教养方式可能会对孩子有不好的影响。那么，具体应该如何应对与老人间的教养冲突呢？

第一步，以合理的方式缓解冲突。推荐父母应该在教养冲突发生之后，再和老人沟通，不要当面指责老年人的错误。如果与老年人的冲突不强烈，也可以考虑直接接手事情，委婉地告诉对方“您歇会儿，我来搞”，用行为演示代替口头指责。

第二步，以有效的沟通解决冲突。在教养冲突发生之后，与老年人的沟通应该秉持这样的原则：不要尝试去改变老年人的观念与做法。老年人的思维较为刻板，观念改变本就很难，更何况沟通的目的本来就不是劝服。沟通并不是单向的，父母在表达自己观点的同时，也得注意打开心灵去倾听，去听懂老年人对孩子真正的看法，心中真实的感受，这有利于缓解年轻父母与老年人间的紧张气氛，从而更有效地解决矛盾。

第三步，以主导的教养避免冲突。即使做到了以上两点，有可能老年人依旧不愿意改变自己的教养方式，当处理与老人的关系无效时，就要处理与孩子的关系。此时，父母就应该努力成为孩子的主要教养者，从而淡化与减轻老年人教养方式对孩子的影响。最容易影响孩子的就是主要教养者，主要教养者并不意味着给孩子陪伴更多，对孩子百依百顺，而是指能够与孩子建立更坚实、更紧密的关系。主要教养者有如下特征：跟孩子关系更好、更明白孩子需求、教育方法更有体系、情绪更稳定、对孩子有更好的情绪支持。成为了主要教养者之后，即使和老年人教养存在原则性差异，孩子也会更听主要教养者的话，从而化解了原则性冲突带来的混乱与停滞。

3. 不同意老年人的教养方式，该如何应对?

老人经历了漫长的人生岁月，与年轻的父母在孩子的教育方式与理念方面自然存在分歧。要明确，老人与父母的初衷都是希望孩子变得更好，只是选择了不同的爱的方式：老年人以顺应孩子的方式爱孩子，父母更倾向于立规矩、树规范。那么，在具体问题上不同意老人的教养方式时，该当面制止吗?

父母应该从态度上明确：教养方式与老年人不一致并不可怕，老人与年轻父母都在用自己的方式爱着孩子，要相信孩子完全具备整合不同教养方式的能力，经常有父母感慨“这孩子机灵着呢，我们不让他做的事情就去找爷爷奶奶”；或者“在我们面前乖着呢，一到老人面前就开始任性”等，都是具体表现。但是，因为教养方式不同而在孩子面前与老年人争吵却是有危险的。孩子看到大人的争吵，很可能会将大人的争吵归因在自己身上，认为是自己做错了才引起成人的矛盾，因而感到无助、内疚，长时间这种状态会影响孩子目的感形成，而目的感则是孩子将来成为一个有责任感、有创造力的人奠定了基础。所以，当着孩子的面制止老人，甚至与老人发生冲突，这样很可能扼杀了一个具有主动性和自信心的宝宝。

从医学上讲，35 岁以上怀孕产子就算高龄孕产妇了，而高龄孕产妇相对于生育年龄者（25 ~ 30 岁最佳）存在着一定风险，这一点是不容置疑的，而男方超过 40 岁也视为高危因素，故建议计划怀孕的夫妇双方，应该在孕前做一些准备。

孕前准备是优生优育最重要的条件之一，夫妇双方对有再次生育的机会感到非常兴奋，但不明确自己的身体条件是否有能力完成这次神圣的使命，尤其是有的生第一个孩子已经是十几年前的事情了，那么更要重视并充分做好孕前准备工作。做一次全身体检非常重要，一方面可以发现身体潜在的疾病，合并疾患就更影响怀孕了，发现了疾病，应先充分治疗，以免怀孕之后造成母儿危险；另一方面，北方地区的育龄妇女应该自孕前 3 个月开始补充小剂量叶酸直到怀孕 3 个月（南方地区应该在医生的指导下使用），以预防胎儿神经管畸形，对于“大龄妈妈”更是如此，因为她们的孩子发生神经管畸形的机会更高一些。

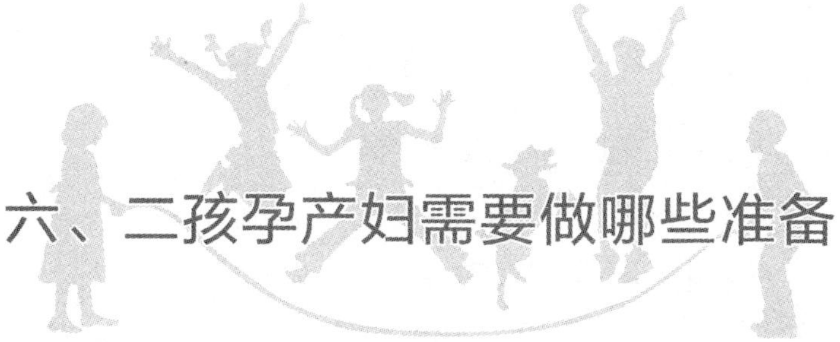

六、二孩孕产妇需要做哪些准备

1. 高龄孕产妇会面临哪些问题?

一般医学上把年龄≥ 35 岁，称为高龄孕产妇，年龄大了会有什么问题呢？据统计，高龄孕产妇 21 三体（唐氏）综合征的发生率明显增加，下面的数字可以说明这一问题，21 三体的发生率在 < 35 岁为 1/750 ~ 1/500，而 > 35 岁为 1/350，而 > 40 岁为 1/100，女方占 80% 的因素，男方有 20% 的因素。患有这种综合征的孩子是智力明显低下而且不可治疗。

此外，高龄孕产妇的流产、早产，妊娠期出现异常的情况，如妊娠高血压综合征，妊娠糖尿病等机会均较年轻者增加，临产分娩时，肌肉力量差，易发生宫缩不好，宫颈的扩张力差，也容易发生宫颈水肿、宫口不易开大的所谓宫颈难产的情况，高龄产妇中剖宫产率显然高于年轻产妇。因此高龄的妇女想要孩子，一定要前往医院进行咨询和检查，怀孕前就应该在医生的指导下有计划地进行，妊娠后更要在医生密切观察下进行。

2. 体重过高会带来什么麻烦?

随着年龄的增加，可能许多妇女疏于体重的管理，使体重超标，那么长期超重后糖尿病、高血压、甲减、月经不调等潜在的疾病发病概率就随之增加，甚至相互作用。而有些人肥胖是疾病造成的，这部分人群的不孕明显增加，有相当部分不孕妇女控制体重后就怀孕了，这样看来体重管理绝不仅是单纯的追求美，而是预防大多数疾病的根本。孕前体重应尽可能控制在标准范围，即体重／身高^2，正常范围为 18 ~ 23。

3. 怎样降低“瘢痕子宫”怀二胎的风险?

我们国家的剖宫产率在世界上已经“遥遥领先”了，尤其是当年生第一胎时不少孕妇怕疼直接就手术了，那么这部分人再怀孕就存在一些风险。那么这些风险有哪些、有什么方法可以降低呢?

计划妊娠前，应先通过超声或者其他影像技术常规评估子宫瘢痕愈合情况，尤其是第一次手术愈合不好的（术后发烧、感染、大出血等），瘢痕是否连续完整，是否有局部缺损（子宫憩室），缺损的大小，缺损处残余肌层的厚度，缺损处子宫浆膜层是否平整连续等。另一方面，应掌握好再次妊娠的时机。剖宫产术后 2 ~ 3 年子宫切口瘢痕处肌肉化程度达到最佳状态，因此应安全避孕至少 2 年；子宫肌瘤剔除术者也应避孕 2 年或者向医生提供详细的手术记录并在医生的指导下怀孕。

4. 一胎高血压的妇女，怀二胎时注意什么?

原有高血压的妇女或第一胎得了妊娠高血压的孕妇，怀第二胎的时候再患病的概率也是很高的。妊娠高血压发病可能与以下几种因素有关：①精神过分紧张或受刺激致使中枢神经系统功能紊乱时；②寒冷季节或气温变化过大，特别是气压高时；③年轻初孕妇或高龄初孕妇；④有慢性高血压、肾炎、糖尿病等病史的孕妇；⑤营养不良，如低蛋白血症者；⑥体形矮胖；⑦子宫张力过高，如羊水过多、双胎、糖尿病巨大儿及葡萄胎等；⑧家庭中有高血压史，尤其是孕妇之母有妊高征史者。

孕妈妈们不要担心，只要采取有效的预防方法，就能远离妊娠期高血压疾病。①孕前用药的高血压妇女应当严密监测血压，并咨询心内科医生，通过医生的检查了解你现在的高血压状态是否适宜怀孕，对医生不建议怀孕的高血压状态，千万不要因为求子心切而贸然怀孕；②目前用药是否需要更换，因为有些高血压用药孕期是禁用的，需要提前更换；③适当锻炼身体，控制体重；④对于慢性疾病状态，了解疾病的相关知识非常重要，自我管理能在很大程度上预防疾病的发生与进展。

5. 妊娠期糖尿病为何偏爱二胎妈妈?

为什么妊娠期糖尿病更容易盯上二胎妈妈? 高龄妊娠是妊娠期糖尿病的主要危险因素，40 岁以上的二胎妈妈发生妊娠期糖尿病的危险是 20 ~ 30 岁孕妇的 8.2 倍。大龄甚至高龄的产妇因为身体机能逐渐下降，新陈代谢放慢，更容易发生肥胖，而肥胖是发生糖耐量降低和糖尿病重要的危险因素。

同时，二胎妈妈们也不能忽视高产次和不良生育史带来的潜在风险。因为妊娠期间特殊的内分泌和代谢变化是妊娠期糖尿病发生的重要因素。如果头胎就患有妊娠期糖尿病，怀二胎时患病的概率会更高。妊娠期糖尿病控制不良，会导致严重的母体及胎儿近期和远期并发症、合并症，所以千万不能掉以轻心!

6. 为什么孕前要补充叶酸

孕前 3 ~ 6 月夫妇双方每日均口服 0.4 ~ 0.8mg 的叶酸能有效地预防胎儿神经管畸形和其他疾病。这一方法的应用已经明显降低了我国神经管畸形等出生缺陷率，但近年的研究结果发现并非全国各地孕产妇均受益，部分地区需要在医生的指导下使用，所以孕前准备需要 3 ~ 6 个月。

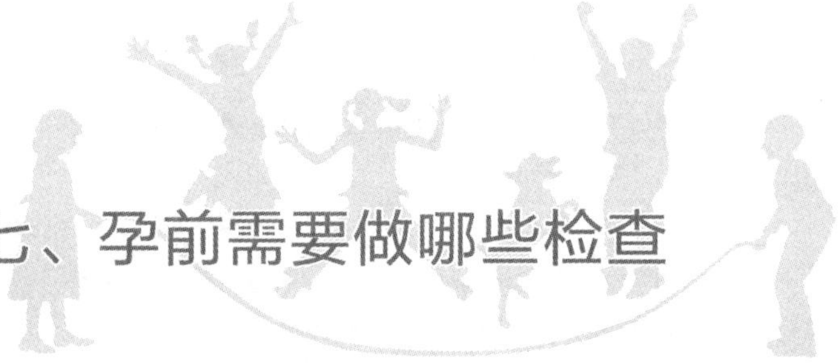

七、孕前需要做哪些检查

不管生第一胎、第二胎，孕前检查都是孕育宝宝的第一步，如果您有想怀孕的打算，就必须去医院做个孕前检查，确保有个健康的身体孕育健康宝宝。

1. 准妈妈怀二胎前的孕前检查有哪些?

因为女性生完第一胎后，身体会发生较大的变化，且都需要一段恢复的过程，对于能否再次妊娠也是一个未知数。通过检查了解身体是否可以承受第二次怀孕的负荷，还可以了解女性身体是否染上不宜怀孕的疾病。

全身体检：血常规、尿常规、甲乙丙肝、性病、艾滋病、血生化、甲状腺功能、宫颈细胞学、妇产科超声，或自觉其他不适在医生的建议下增加其他检查项目，心电图、血压、脉搏等，主要是排除内科疾病、妇产科疾病等。

（1）血常规检查了解是否存在贫血、血小板异常、近期感染状态。

（2）尿常规是了解肾功能、高血糖最简单的方法。

（3）有乙肝病毒携带的准妈孕前要了解肝炎病毒是否处于活动复制状态，需要控制的一定在孕前进行。

（4）梅毒、艾滋病在我们国家已经不是少见病，而且病例每年都在增加，梅毒、艾滋病可以通过胎盘母婴传播，所以孕前检查比孕早期更有意义。

（5）血生化是直接了解血糖、血脂、肝功能等基本身体指标。

近年来通过孕前和孕早期检查发现我国育龄妇女罹患甲状腺疾病非常普遍，而且绝大多数没有自觉症状，而碘是胎儿大脑发育的重要元素，尤其是甲状腺机能低下的孕产妇孕期碘缺乏可以直接影响到宝宝未来的智力。

宫颈癌也是 20 ~ 65 岁前威胁健康和生命的多发肿瘤之一，但可喜的是宫颈癌是极少数可通过提前筛查早期诊断的肿瘤，所以但凡有性生活史的任何育龄妇女都应该进行宫颈癌筛查以便早发现、早治疗。

（6）孕前做一次妇科超声检查了解子宫、附件是否有子宫肌瘤、子宫肌腺症、输卵管积水、卵巢肿物等。

但超声不能代替妇科检查，生殖道感染是导致不孕的主要原因，宫外孕的机会也增加，所以必须让医生进行一次妇科检查。另外，有节育环的妇女要提前取出再备孕。

家庭自备血压计是早期发现和监测高血压最好的办法，高压超过 140mmHg 或低压超过 90mmHg 一定要看医生，必要时要进行心电图或心脏彩超进一步检查。另外，脑血管疾病是近年来威胁孕产妇生命的重要疾病，当你存在长期高血压伴有头疼的情况时一定要告诉医生，不要轻易看作是休息不好的结果。

优生四项不是每一位准妈妈都需要检查，但巨细胞病毒、风疹病毒、疱疹病毒、弓形虫等孕期被感染有可能感染胎儿，造成胎儿相应器官畸形，所以部分没有注射过风疹疫苗的也没有抗体的需要到防疫所咨询或注射，然后 3 ~ 6 个月后再备孕。另外，饲养没有进行预防注射的宠物猫的准妈，最好孕前检查弓形虫，或部分嗜好生鱼、未煮熟牛羊肉的准妈最好也要检查一下，排除近期感染，孕前有效预防。妇产科医生建议，不论是生第几胎，做好孕前检查都是很有必要的，女性朋友不要觉得繁琐，这是优生优育的首要保障。怀孕前多做些准备，确保生育一个健康的宝宝。

2. 准爸爸也要进行检查吗?

大龄爸爸也是增加出生缺陷的风险因素，虽然只占 10%，但计划生养二孩的高龄准爸为数不少，“播种机”的机能如何，“种子”质量是否达标，都有可能影响女性受孕，也对孕育健康宝宝影响极大。体格检查是最直接了解全身状况的最好方法。对久不怀孕的准妈也应该按不孕的检查程序先对准爸进行精液检查，不少男性朋友嫌取精液麻烦而不愿检查，但是，与妻子的生育力检查的繁杂和费用相比，精液检查算是很方便的。

性病、艾滋病、肝炎病毒、生殖道感染可以通过夫妻生活相互感染，孕期也会通过胎盘感染胎儿，所以任何一方有情况都要积极治疗后再考虑怀孕。

3. 其他方面还要做哪些准备？

生育二孩是夫妻双方的事情，也是每个家庭的头等大事，夫妻双方一定要达成一致意见，丈夫应充分体谅妻子的育儿辛苦。共同面对养育二孩的经济、教育等问题。

你们的第一个孩子要面临又一个天使分享自己唯一的感情，目前了解的单独二孩的家庭，相当一部分家庭的大宝不喜欢或不同意自己的父母再生育，而且有些矛盾比较突出。所以，夫妻双方可能还要征求一下大宝的意见，做好思想工作，以免因家庭模式的改变影响大宝的身心健康。

每一个宝宝都是珍贵的、独一无二的，做好孕前检查，做好优生优育，让出生的每一个宝宝都是健康聪明的！

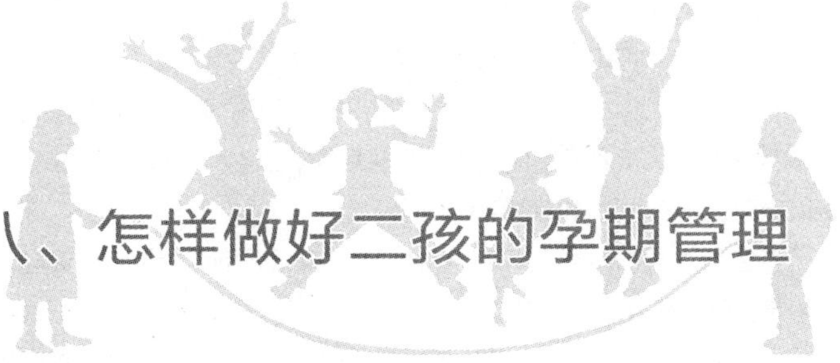

八、怎样做好二孩的孕期管理

孕早期有哪些注意点

1. 怀孕后出现阴道流血怎么办？

怀孕 28 周前出现的少量阴道流血，首先考虑是先兆流产，孕 12 周之内更常见，通常为暗红色或血性白带，量少，伴或不伴阵发性腹痛，无妊娠物排出。那么怀孕后出现阴道流血，不论多少，可能所有孕产妇都会主动看医生，但个别自认为有“经验”的孕产妇会在家卧床休息。

那么，什么情况应该看医生？应该说所有孕期有阴道流血的情况都需要马上就诊，医生通过检查寻找出血的原因，排除危险情况。

那么怀孕后阴道出血都有那些情况？如何诊断？

（1）宫外孕：如果月经规律，那么停经 35 天后通过超声检查就能发现宫内妊娠囊；如果宫内无任何发现，医生就高度警惕宫外孕，那么还需要检查血绒毛膜促性腺激素（HCG）。医生根据对这两项辅助检查的动态跟踪，就能排除或早期诊断宫外孕，这部分人如果自作主张一味在家保胎，当宫外孕破裂时就有生命危险。

（2）胚胎停育：同样对月经规律的妇女，停经 42 天（6 周）后，超声可以看到胎心、胎芽，如果孕囊大小与孕周不符或无胎心，血 HCG 也与孕周不符，那么胚胎停育（即自然流产）可能性非常大，但医生一般不会根据一次检查来诊断，因为月经周期正常的妇女受孕与停经时间不符的情况时有发生。

（3）先兆流产：如果胎心、胎芽良好，血 HCG 符合孕周，那么我们考虑先兆流产，部分患者需要在医生的指导下口服或注射黄体酮等孕酮类保胎药预防先兆流产。如甲状腺功能减退引起流产，则需口服甲状腺素片。

建议先兆流产患者适当卧床休息，避免重体力劳动及性生活，保持大便通畅，避免便秘、咳嗽等增加腹压行为。

另外，近年有部分孕妇在怀孕早期无任何不适的情况下要求检查孕酮，发现孕酮较低，主动要求补充。目前，临床上没有发现用于保胎的孕酮对胎儿有早期或长期的影响，但无循证医学依据情况下不能乱用。

2. 如何早期识别宫外孕

首先，我们先了解一下什么是宫外孕，顾名思义，宫外孕是指怀孕在子宫腔以外的部位，如输卵管、卵巢、腹腔、阔韧带、宫颈妊娠。其中临床上最常见的为输卵管妊娠。那么宫外孕有什么表现呢？以输卵管妊娠为例，典型的表现为停经后出现腹痛与阴道流血。腹痛表现不一，一般为下腹一侧不适，当出现剧烈腹痛伴排便感（里急后重）多为宫外孕发生了破裂，这种情况危重，应该急救入院。因临床表现与受精卵着床部位、有无流产或破裂及出血量多少和时间长短等有关，所以对停经后阴道少量流血伴腹部不适等，应当及早看医生。超声检查是诊断宫外孕最重要的方法之一，结合血 HCG 的检查能对绝大部分的宫外孕作出早期诊断。

最好在宫外孕未破裂之前及时发现，医生一般根据血 HCG 的结果考虑保守还是手术治疗。

宫外孕主要是由于生殖系统疾病引起，输卵管炎、子宫内膜炎、输卵管狭窄、输卵管过长等形态异常等，都可以导致宫外孕的发生，尤其是二胎妈妈在第一次分娩后，产褥期曾有过感染史，或既往有过人工流产手术史的，均可增加子宫内膜炎、输卵管炎，进而引起输卵管狭窄。对于一胎是剖宫产分娩的，则可能出现输卵管与周围组织粘连，形态发生异常，也可导致宫外孕的发生。曾经有过宫外孕病史的女性，怀孕前是否需要行输卵管通液检查需要医生根据病情或过去的手术记录来决定。

3. 超声检查对胎儿有伤害吗?

自早孕开始的整个妊娠过程，超声用于监测胎儿的形成与发育，是临床上最安全、最有效的方法，整个孕期需要做哪些超声检查，在特殊情况下还要反复检查，那么超声对胎儿是绝对完全的吗？都有哪些风险?

目前临床上用于检查的各种超声越来越精准，原由于器械的频率（赫兹）提高，那么超声对组织基本作用“热效应和空泡效应”的风险就增加，避免对组织长时间固定照射是最安全的操作方法，尤其是早孕阶段。所以特殊情况下为明确诊断，反复检查的风险并不高于一次长时间的检查，但为了取悦于患者对胎儿进行非医学的三维、四维摄片是不可取的。

那么早孕阶段超声除了能排除宫外孕，胚胎停育，还可以确定单胎或多胎，如果是双胎妊娠，那么早孕期超声确定是单卵还是双卵双胎（即单绒单羊、单绒双羊、双绒双羊）对整个孕期的管理非常重要。

对月经不规律或末次月经记忆不清的孕产妇，医生可以根据早孕超声对胚胎的测量推算孕周和预产期。

另外重要的一点是对第一胎剖宫产分娩的孕妈来说，第二胎怀孕就是瘢痕子宫了，早孕期确定是否有瘢痕妊娠（妊娠囊着床在子宫瘢痕处）至关重要，因为瘢痕妊娠最有可能演变为植入性胎盘也称为凶险性前置胎盘，由于严重的产后出血及母体并发症，可导致围产期子宫切除，甚至孕产妇及围产儿死亡等。所以前次剖宫产的妇女一旦停经，应立即到医院就诊，超声下瘢痕妊娠一经诊断，医生多建议终止妊娠。由于过去几年我国非常高的剖宫产率，二孩政策放开后，会有大量的瘢痕子宫再次怀孕，那么瘢痕妊娠的患者就会增加，仅在近几年的时间，临床上已经发现这种具有中国特色的疾病既给产科医生带来了非常大的技术难题，更是给孕产妇带来灾难性的风险。所以怀孕后及早看医生、及早检查是非常重要的。

由于民俗的原因，加上二孩政策放开，相比 2015 年，2016 年各助产机构会增加大量分娩的患者，所以怀孕后要及时到就近医院或到医保定点医院建立产检档案，在医生的指导下进行系统的产前检查。

早孕阶段确定胎心、胎芽及胎芽大小后，孕 12 周开始每一名孕产妇都应开始进行颈后透明带（NT）检查，这是最早开始的筛查染色体项目。

怀孕20～24周，是超声筛查胎儿器官畸形的最佳时期，所有孕产妇都不要错过这个检查机会。孕28周后，医生会利用超声监测胎儿的发育是否小于孕周、是否有巨大儿趋势等，另外有些胎儿结果异常是随着孕龄增大逐渐表现出来。在整个孕期超声都是用于监测胎儿的最好甚至唯一手段，沿用已久，包括动物试验，都没有发现对胎儿有器质性的影响。

4. 怎样管理好孕期的体重?

随着生活水平的提高，孕期体重控制是近年围产期管理的重点之一，因为妊娠期合并症、并发症的发生以及巨大儿的产生与孕期体重增长密切相关。尤其是第一胎分娩过巨大儿、基础体重过大或者第一胎妊娠期没有接受过相关的临床指导等的孕妇，体重管理更应该从孕早期开始。

现在很多医院都有营养科，那么如何科学饮食？如果有专业营养师指导是再好不过了，整个孕期饮食应该有一个科学的安排，既达到控制体重的目的，又能保证胎儿的发育。

早孕期间，虽然部分孕妇存在孕吐反应，体重增加不明显，但也不必担心胎儿营养，因为此时期胎儿需要非常少。

孕中晚期，饮食恢复正常，甚至胃口大开，但不要忘了控制体重，每周增重0.3～0.5kg为宜，整个孕期体重增长12.5kg为理想，而对于孕前超重（BMI大于24）孕期增加8kg就可以。

那么超重的妇女怀孕后有哪些风险呢?

（1）妊娠期糖尿病：美国的科学家对妊娠期糖尿病的母亲进行了持续追访，产后25年70%以上发展成Ⅱ糖尿病，而Ⅱ糖尿病又叫多基因遗传病（就是有家族倾向），像体重这种外界因素稍加改变就易致病，所以超重或孕期体重增加太多就非常容易发生妊娠期糖尿病。而对胎儿来说，未来成人疾病的发病率也是非常明显的。

（2）妊娠高血压疾病：高血压、糖尿病是历来不分家的，超重的孕产妇，或妊娠期糖尿病的孕产妇，妊娠期发生高血压（简称妊高征）的机会比瘦子明显多。妊高征是一种血管的病变，孕妇会出现高血压、水肿或是蛋白尿等系列临床病症，进而胎儿氧气的获得与成长发育会受到影响，那么胎儿生长迟缓、胎盘早期剥离甚至胎死腹中等的严重情况时有发生。因此，体重增长过快是孕妇妊高征的发病信号之一。

（3）难产：如果准妈妈不加节制地进食，胎儿容易长得壮硕。当胎儿的体重超过4kg 时可能导致胎头大小与骨盆大小不对称的情况，影响产程中胎头的下降和胎头进入骨盆腔的角度，增加了难产概率。生产不顺利的话，剖宫产手术率就增加。虽然剖宫生产是非常安全的手术，然而既然是手术，就有合并症发生的可能。

即使这些大宝宝能顺利分娩，发生产道裂伤，产妇出血量过多的概率也明显增多。

我国的剖宫产率升高已经引起世界医学界的关注，所造成的后果也是非常突出。近年来，经过我国围产医学界的共同努力，各地区剖宫产率明显下降。由此可见，单纯通过控制孕妇体重就收效很大。

（4）产后肥胖：如果在怀孕期间，妈妈体重的增加又是“超水准”的，那么可想而知，妈妈很难再恢复到孕前的苗条身材了，除了影响健康，看上去直接就是“大妈”了。

5. 怎样合理安排孕期工作生活及饮食？

妊娠期受激素的影响，会出现一系列消化系统功能的变化。孕酮分泌增加胃排空及食物停留时间延长，孕妇易出现饱胀感及便秘；孕期消化酶及消化液均减少，也容易出现消化不良或便秘；由于贲门括约肌易松弛，还容易出现反胃。以上种种消化道功能的改变导致孕妇出现食欲下降，进食量减少等。另外，部分孕妇出现偏食。这些均可导致孕妇营养物质摄取不平衡，所以建议孕妇少食多餐，进食富营养、少油腻、易消化及适口食物，保证摄入足量的碳水化合物，另外需要戒除烟、酒等不良嗜好。

孕期对微量元素的需求如下。

（1）叶酸：从孕前 3 个月开始补充叶酸 0.4mg，一直到孕后 3 个月预防神经管畸形。

（2）铁剂：由于中国人烹调习惯，微量元素破坏过多，所以孕中期开始应每日补充一粒。随着孕周增加，胎儿增大，生理性贫血普遍存在，所以应根据医生对铁蛋白和血色素等检查，适当补充铁剂，分娩前充分储备，减少产后出血、产后贫血等。

（3）钙剂：约孕 16 周，胎儿骨骼的发育需要，钙的需求量增加了 40%，每天约需 1200mg 钙。

20 周后胎儿脑和视网膜发育很重要，可适当增加不饱和脂肪酸的摄入，例如，鱼、花生仁、核桃仁及芝麻等。多吃粗粮、杂粮以及蔬菜、水果，加上适量的运动和饮水，可以预防便秘。

另外，孕妇应当作息规律，保持心情愉悦，才能孕育一个健康聪明的宝宝。

6. 怎样掌握孕期安全用药？

妊娠期用药有一定的法则，除了维生素、微量元素外，最常使用的是抗生素，对抗生素的安全性进行了安全、慎用和禁用等分类。整个怀孕期间几乎每个孕产妇不可避免地感染病毒、细菌等，在医生的指导下合理用药，对胎儿是很安全的，但相当部分的孕妇把用药看得十分严重，殊不知病毒可随时通过胎盘感染胎儿甚至造成胎儿畸形或器官功能异常，所以一旦染病不能硬挺或扛着。

对于合并高血压、糖尿病孕前已经用药的准妈妈，计划怀孕前应该尽早看医生，有些药物要提前更换成孕期使用药品，千万不要私自停药以免造成疾病加重。

特殊情况，在治疗疾病时使用了药物但事后发现当月怀孕了该怎么办，到底会有多大的风险性呢？那么你要咨询医生，详细提供你的末次月经、开始服药的时间、持续时间、使用药物的种类，医生判断你在胚胎形成的哪个时期用药的，影响胚胎形成的可能有多大。假定你的排卵期为第 14 天，受孕后受精卵在输卵管中游走 7 ~ 10 天后到达宫腔种植于子宫内膜与母体产生关联，即末次月经开始 3 周左右，用药后对胚胎的影响，要么流产了，要么存活下来，不会产生畸形，所以不要轻易终止妊娠。但在停经 4 ~ 12 周继续使用孕妇慎用或禁用药品，那就要严格产前筛查，但不要在没有证据的情况下贸然断定这个孩子是不好的而终止妊娠。

同样情况，如果这时期你做了胸透或拍片了，所受到的辐射量也远低于胚胎的致死量；如果不是腹部直接照射，那么射线的吸收量也远低于照射部位的吸收量。

7. 经产妇的分娩准备有哪些？

生育二孩时，虽然你之前已经积累了不少经验，但由于经产妇生理不同与初产，所以要了解经产妇的特点。

比如由于腹壁肌肉的松弛，胎儿的体重要明显高于初产妇，所以其发生巨大儿的概率也随之增高。巨大儿会导致子宫收缩乏力、产后出血、软产道损伤，新生儿颅内血肿、臂丛神经损伤等并发症。所以，孕期更应加强运动、合理饮食、严格控制体重。

另外，经产妇的产程明显比初产妇快，甚至有个别经产妇在来医院的路上就已完成了分娩。所以，经产妇到了孕晚期，一旦出现产兆，比如腹痛、见红、阴道流液等情况均应及时到医院就诊，不可像初产妇那样在家待产。所以，经产妇应尽早准备好待产包，重视孕晚期产兆。

九、怎样做好二胎并发症管理

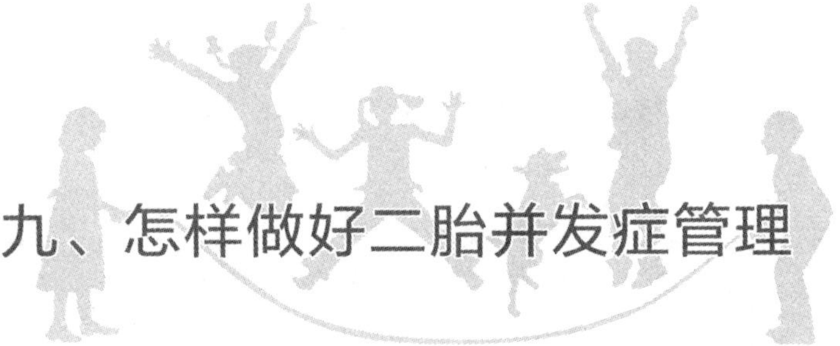

前文已经提到，妊娠合并症与年龄有关、与体重相关，所以二孩的准妈妈更容易出现妊娠期并发症，更要重视并发症的风险及预防措施。

（一）糖尿病

1. 什么叫妊娠期糖尿病？

妊娠合并糖尿病包括糖尿病合并妊娠和妊娠期糖尿病，在孕前已确诊或在妊娠初期发现血糖超过糖尿病标准称为糖尿病合并妊娠。妊娠期糖尿病是指妊娠 24 周后血糖超出诊断标准。

2. 糖尿病对怀孕有什么影响？

如果孕前没有发现糖尿病或血糖没有很好控制，在妊娠早期胚胎在器官形成期细胞不能正常分化，特别重要的是在受孕后第 7 ～ 9 周内，先天畸形发生率增高。畸形可以发生在个各系统及器官，以骨骼、心血管、中枢神经、泌尿和消化系统畸形多见。其中，尾部发育不全综合征（表现为部分或全部尾骨、骶骨甚至腰椎及相应脊髓段结构的发育缺陷）是最为独特的畸形，几乎仅见于患有糖尿病母亲的胎儿。畸形发生的概率与糖尿病本身及其并发症严重程度密切相关，所以必须强调糖尿病患者应在糖尿病得到最佳控制 3 ～ 4 个月后方可以妊娠。另外，糖尿病的患者流产率增高。

由于羊水含糖过高，刺激羊膜分泌增加，10% ～ 25% 的患者羊水过多，羊水骤增时可以引起孕妇心、肺功能不全。

糖尿病产妇羊水过多、胎儿大，子宫收缩力常较差，使产程延长，产后出血发生率增高；产科手术率也增高。产后继发感染率高，且感染常较严重。

糖尿病对胎儿的影响是产生巨大儿，其发生率达 40%，比非糖尿病患者多 10 倍。糖代谢是高耗能、耗氧的过程，在晚孕期如果血糖过高，造成胎儿宫内缺氧，胎儿病死率增高。这与母体高血糖造成胎儿高血糖，继之胎儿高胰岛素血症，导致胎儿脂肪、蛋白质合成增加有关。胎儿过度生长脂肪过多沉积，身体脂肪量和肌肉量增多，肩膀和躯干与头不相称地增大，易引起难产、产伤、产程延长、产后出血及新生儿窒息。

新生儿呼吸窘迫综合征的发生率为非糖尿病孕妇新生儿的 6 倍，尤以妊娠 32 ～ 33 周时发生率最高，37 ～ 38 周后发生率显著降低，可能与母体糖尿病控制不好造成胎儿高血糖，进而抑制胎儿肺表面活性物质的生成，导致胎肺成熟延迟有关。

新生儿低血糖症表现为出生后 3 天内新生儿血糖低于 1.7mmol/L，3 天后低于 2.2mmol/L。这与糖尿病孕妇血糖控制不佳时，胎儿具有高血糖和高胰岛素血症；阻断脐带血后，新生儿血糖迅速下降，但新生儿血中胰岛素仍暂时处于相对高水平，并可以持续至出生后 48 小时。新生儿低血糖是否发生以及严重程度取决于妊娠后期母体血糖控制情况及分娩期间母体血糖水平。

另外，新生儿低钙血症、低镁血症、高胆红素血症、红细胞增多症的发生率也增高。

3. 孕前血糖怎么控制？

孕前有糖尿病的女性必须请医生检查评估后再决定怀孕与否，如果医生确定血糖控制好可以怀孕，也依然需要监测血糖，必要时胰岛素治疗。糖尿病筛查时必须查空腹血糖，空腹血糖可以反应胰岛素的分泌能力。按照糖尿病诊断标准：空腹血糖 ≥ 7.0mmol/L，餐后 2 小时或随机血糖 ≥ 11.1mmol/L，即可诊断为糖尿病。此处的空腹血糖是指空腹过夜后的晨起血糖，午餐及晚餐前血糖仅称为餐前血糖。

4. 孕期饮食该怎样管理?

糖尿病患者经体检后确认可以怀孕后在孕期也应适当控制饮食。孕妇除满足自身营养外，还要提供胎儿所需营养，故不应该过分限制热量，一般每天每千克体重摄入146 ~ 167kJ 的热量为宜。全天食物可分为 4 ~ 6 次进食，晚上睡前要有一次，以保证血糖稳定。对于孕期血糖控制不理想者，可在医生指导下进行胰岛素治疗。胰岛素不能通过胎盘，故对胎儿是安全的。

5. 胰岛素该怎样使用?

胰岛素的使用应根据病情而定。一般来说，怀孕前半期，由于胎儿能量主要来源是葡萄糖，主要由孕妇提供，使空腹血糖 1 低于孕前水平，此时胰岛素用量应减少；孕晚期，由于胎盘胰岛素酶增加，促使胰岛素分解，加之胎盘雌激素、泌乳素 1 对胰岛素的拮抗作用，胰岛素用量应较孕前期增加。

（二）高血压

1. 什么是妊娠期高血压及高血压合并妊娠?

妊娠高血压综合征（简称妊高症），是妊娠期常见的高发病，主要出现在妊娠 20 周到产后两周，发病率大约占孕妇总数的 5%。有一些患者可能会出现有蛋白尿或水肿等症状，病情比较严重还可能出现头痛、视力模糊、腹痛等情况。如果患者没有得到及时治疗的话，可能会产生全身性痉挛、昏迷、心肾功能衰竭的症状，甚至造成母子死亡。一般来说，高血压的判断标准是：等于或大于 140/90mmHg。

根据患病时间分为三类。

（1）妊娠高血压。如果在怀 20 周之后出现了高血压的症状，而尿液检测中并未检测出蛋白质的话，那么，此孕妇便会被诊断为妊娠期高血压。

（2）先兆子痫。如果在孕中期阶段才开始出现高血压症状，而且在尿液的检测中出现了尿蛋白，那么，即可诊断先兆子痫。

（3）高血压合并妊娠。如果准妈妈在孕前患有高血压，或者怀孕 20 周以前便已被医生诊断为高血压的话，那么，此孕妇为高血压合并妊娠。

2. 高血压孕期有哪些准备?

（1）保证充足的休息。患者要减轻工作强度，增加休息时间，应该保证夜间有 8 ~ 10h，白天有 2h 的休息。

（2）饮食科学营养。产前可以适当多食用富含高蛋白、维生素，以及低脂肪的食物。另外，还需要多补充铁元素和钙元素。

（3）注意产前检查。孕前监测血压，如果出现持续头痛、眼花、恶心、呕吐等症状，必须及时就诊。必要时服用药物控制血压，血压平稳后方可怀孕。

（4）主动了解相关知识，重视产前检查，并坚持定期检查，以便发现异常及时得到指导和治疗。妊娠早期应测量 1 次血压，作为孕期的基础血压，以后定期检查，

3. 怎样控制热能和体重?

孕期能量摄入过高容易导致肥胖，而肥胖是妊娠高血压的一个重要危险因素，所以孕期要适当控制食物的量，不是“能吃就好”地无节制进食，应以孕期正常体重增加为标准调整进食量。特别是孕前超重的孕妈咪，要尽量少吃或不吃糖果、点心、甜饮料、油炸食品及高脂食品。孕妈咪整个孕期以不超过 12kg 为宜。

（1）减少饱和脂肪的摄入量

食物脂肪的热能比应控制在 25%左右，最高不应超过 30%，而且饱和脂肪要减少，相应增加不饱和脂肪的摄入。即少吃动物性脂肪，而以植物油代之，每天烹饪用油大约 20g。这样，不仅能为胎宝贝提供生长发育所需的脂肪酸，还可增加前列腺素合成，有助于消除多余脂肪。

（2）防止蛋白质摄入不足

禽类、鱼类蛋白质可调节或降低血压，大豆中的蛋白质可保护心血管。因此，多吃鱼类、禽类和大豆类可改善孕期血压。但肾功能异常的孕妈咪必须控制蛋白质摄入量，避免增加肾脏负担。

（3）保证钙的摄入量

中国营养学会推荐妊娠早中晚期，以及哺乳期每日的钙摄入量分别为 800mg、1000mg、1200mg、1200mg。孕妈咪要保证每天喝牛奶（牛奶和奶制品含丰富而易

吸收的钙质，是补钙的良好食物）以低脂或脱脂的奶制品为宜。研究表明，孕妇增加乳制品的摄入量可减少妊娠高血压的发生。孕妈咪还要多吃大豆及大豆制品以及海产品等，大豆及豆制品既是优质蛋白，也是富含钙的食物，每天均应食用。

（4）盐的摄取要适度

如果盐摄入过多，容易导致水钠潴留，会使孕妈咪血压升高，所以一定要控制盐的摄入量。

一般建议孕妈咪每天食盐的摄入量应少于 5g，有助于预防妊娠高血压。酱油也不能摄入过多，6ml 酱油约等于 1g 盐的量。如果已经习惯了较咸的口味，可用部分含钾盐代替含钠盐，能够在一定程度上改善少盐烹调的口味，还可以用葱、姜、蒜等调味。

孕妈咪也不宜吃腌肉、腌菜、腌蛋、腌鱼、火腿、榨菜、酱菜等。但是，孕妈咪因为胃酸偏多，必要时可以适当摄入发面的食物、苏打饼干、烤膜、面包干等食物，以减少胃酸过多的不适。

（5）搭配丰富的蔬菜和水果

保证每天摄入蔬菜 500g 以上，水果 200 ~ 400g，多种蔬菜和水果搭配食用。因为蔬菜和水果可以增加食物纤维素的摄入，对防止便秘，降低血脂有益，还可补充多种维生素和矿物质，有利于妊娠高血压的防治。

4. 降压药怎么用

镇静、降压、解痉、利尿等药物都是治疗妊娠高血压所必须的药品。医生会根据患者的病情及时调整用药，必须谨遵医嘱服药。如果病情继续恶化，或者是治疗效果不佳，建议先咨询医生的意见，权衡利弊之后考虑是否要终止妊娠。

（三）贫血

1. 孕期贫血有哪些影响？

轻度贫血对妊娠无多大影响。严重贫血者由于血液携氧能力降低，使胎盘缺氧，以致引起胎盘绒毛发生退行性变、出血坏死、梗塞而导致胎儿宫内窒息，严重者还可引起早产或死产。由于胎盘的血、氧供应不足，也影响胎儿生长发育，即使能够足月妊娠，孩子生下来也会个子小、重量轻、智力差。贫血产妇所生的新生儿由于体内铁质贮备量低，即使出生时无显著病变，血色素在正常范围，但因铁的贮备不足，往往出生后不久便会出现贫血现象。

2. 孕期贫血有哪些表现?

大部分贫血孕妇没有症状，除非病情进展明显。这就是为什么孕期必须做血常规的原因。贫血早期症状：①常常无端感觉乏力，②容易疲劳，③一过性眩晕发作，④面色苍白，⑤指甲薄脆。贫血进展期症状：①呼吸困难，②心悸，③胸痛。

3. 怎样预防孕期贫血?

孕期最常见的是缺铁性贫血。母体需要贮存足够的铁，因为铁是制造血红蛋白的必要原料。以下措施有助于预防孕期贫血：妊娠前积极治疗失血性疾病如月经过多；孕期加强营养，多摄入富铁食物；建议多食鸡蛋、坚果（如核桃、榛、栗等）的果仁、种子（如葵花子、花生等）、全麦面包、红肉、豆类、猪肝、鸡血、有叶蔬菜和鱼肝油。维生素 C（多见于柠檬类水果）能促进机体对铁的吸收，所以建议每日食用，如果血常规发现血红蛋白水平低于 10g/100mL，医生可能会建议你口服含铁胶囊。但这样的医嘱往往针对饮食摄入无效的贫血孕妇。口服含铁胶囊可能会引起胃痛或者便秘。一旦出现这些副作用，可以尝试口服液态铁剂，这对胃的刺激相对小些。如果贫血非常严重，或者口服铁剂数周后见效不大，应该做进一步的血液检查，寻找原因，并决定最佳的治疗方案。

（四）甲减及甲亢

1. 孕期甲状腺激素有哪些变化?

孕期因体内雌激素和绒毛膜促性腺激素（HCG）水平升高，使机体内甲状腺激素增多，从而抑制促甲状腺激素（TSH）的分泌，使血清 TSH 水平降低 20% ~ 30%。TSH 水平降低通常发生在妊娠 8 ~ 14 周，妊娠 10 ~ 12 周是下降的最低点。同时，妊娠早期血清游离甲状腺素（FT4）水平较非妊娠时升高 10% ~ 15%。因为母体对胎儿的免疫妥协作用，甲状腺自身抗体（TPOAb）在妊娠后滴度逐渐下降，妊娠 20 ~ 30 周下降至最低滴度。因此，临床医生可以根据 TSH、FT4、TPOAb 这三大指数的变化对妊娠期甲状腺功能紊乱以及是否需要进行治疗进行判断。这三项指数的变化对妊娠期甲状腺疾病有很好的预示作用。

2. 甲减及甲亢对怀孕有怎样的影响?

甲亢会导致甲状腺释放过多的甲状腺素，由于怀孕导致身体对甲状腺素的需求增加，病情轻的患者会有所缓解，但如果中重度的甲亢患者不经恰当的治疗，会增加流产、早产等并发症。

甲减则更须注意，因为甲减会导致甲状腺分泌甲状腺素不足，这样会导致女性更容易流产。更值得注意的是，甲状腺素是宝宝大脑发育不可缺少的成分，在孕早期神经发育阶段，如果宝宝没有足够的甲状腺素，宝宝出生后可能会出现迟钝、大脑受损等问题，也可能会耳聋。另外，甲状腺素水平低与妈妈孕期及产后抑郁有一定联系。

3. 甲功异常孕期应该怎样管理?

孕期或孕前就有甲功异常的情况，一定要做到：孕 12 周前做甲功筛查，以明确甲状腺功能是否异常；如异常者，一定要严格在医生指导下用药控制；千万不要自作主张随意调整药物的剂量；甲功异常的孕妇分娩后不仅应该为宝宝做常规足跟血筛查，还应采静脉血查甲功，新生儿甲状腺功能低下时，应在 1 岁之内适量补充甲状腺激素，这对中枢神经系统的发育和脑功能的恢复还有效。迟于此时期，以后即使补充大量 T3 或 T4，也不能恢复正常功能，治疗往往无效。

（五）肾脏疾病

1. 肾病患者二胎有哪些风险?

一般说来，妊娠对肾病发展不利，易使肾功能进行性减退。如果妊娠前或妊娠早期已存在肾功能减退，后期多数发生尿毒症。必须指出的是，肾病患者一次妊娠后最好做绝育手术，即使第一胎不幸夭折，也不要冒险再次怀孕。临床已经证明，女性肾病患者每怀孕 1 次，都会使病情加重，加速肾脏病的进展，甚至缩短患者的寿命。

（1）肾病患者允许妊娠指征：①急性肾小球肾炎痊愈，1 年以上无复发；②隐匿性肾炎或无症状蛋白尿和（或）血尿经两年观察，病情稳定，肾功能正常者；③肌酐清除率≥ 80mL/min，而无高血压。

（2）终止妊娠的指征：①妊娠前或妊娠早期有高血压，用降压药不能恢复正常；②血清肌酐和尿素氮在妊娠前各为 176.8μmol/L（2mg/dL）及 8.9mmol/L（25mg/dL）以上，在妊娠早期各为 132.6μmol/L（1.5mg/dL）及 7.1mmol/L（20mg/dL）以上者；③肌酐清除率 <60mL/min。

2. 肾病患者的孕期管理应注意什么?

肾病患者一旦怀孕，需在产科和肾脏科密切随访，不仅需要严遵医嘱进行必要而安全的药物治疗，更离不开良好的生活调理。定期检测尿常规、血压、肾功能，若孕早期 3 个月内孕妇出现血压增高、肾功能恶化等趋势，就说明不适合妊娠，必要时提前终止妊娠。否则，不但孩子保不住，孕妇也有生命危险。而在妊娠后期应每周查两次尿常规，每天测量血压，每 1 ~ 2 周查一次肾功能。如果有尿蛋白大量增加、血压明显升高趋向，肾功能减退，应及时中止妊娠。同时注意营养全面、均衡。由于胎儿生长发育需要，孕妇摄入的蛋白质要比正常人多，但是也不能太多，具体量可咨询医生。注意防寒保暖，预防上呼吸道感染；注意阴部清洁，避免性生活，减少尿路感染机会；注意皮肤、牙齿清洁，防止皮肤感染和牙齿龋坏；保持乐观情绪。

（六）瘢痕子宫

1. 什么是瘢痕子宫?

瘢痕子宫主要发生于剖宫产术、子宫肌瘤剔除术、子宫穿孔或破裂修复术、子宫成形术等妇产科手术之后。其中，剖宫产术是瘢痕子宫产生的最主要原因。

2. 瘢痕子宫再怀孕的时机?

对于瘢痕子宫，计划妊娠前，应通过成像技术常规评估瘢痕愈合的情况，了解瘢痕是否连续完整，是否有局部缺损（子宫憩室），缺损的大小，缺损处残余肌层的厚度，缺损处子宫浆膜层是否平整连续等。一项荟萃分析对前次子宫下段横切口剖宫产的妇女通过子宫造影、子宫超声显像术（Sonohysterography，SHG）或经阴道超声（transvaginal ultrasonography，TVU）对可疑瘢痕缺损的检出率分别为 58%、59% 和 33%，大的瘢痕缺损较之没有缺损或小缺损者子宫破裂或瘢痕裂开的风险高。另一方面，瘢痕子宫妊娠间隔的时间与再次妊娠子宫破裂相关，因此应掌握好再次妊娠的时机。剖宫产术后 2 ~ 3 年子宫切口瘢痕肌肉化程度达到最佳状态，因此应安全避孕至少两年；对于子宫肌瘤剔除术，若术中进入子宫腔者也应避孕 2 年；浆膜下子宫肌瘤剔除术后 6 个月受孕是安全的，但是对于人工流产术中子宫穿孔者则应避孕至少半年。

3. 瘢痕子宫再怀孕的风险有哪些？

子宫的瘢痕由纤维组织替代，其拉伸能力远不及肌肉，在怀孕过程中这些组织拉伸后可能会造成子宫局部的破裂、出血、胎盘植入生长、穿透等比较严重的并发症。其中，最严重的当属子宫瘢痕部位妊娠和胎盘植入。①子宫瘢痕部位妊娠。瘢痕妊娠有着子宫破裂、子宫大出血等并发症，十分凶险。对于瘢痕子宫再次妊娠，在孕前应前往专业医院进行疤痕愈合情况评估，一般术后 2 ~ 3 年子宫瘢痕肌肉化的程度达最佳状态。一旦怀孕，需进行正规产检，尤其是孕早期 B 超检查，了解胚囊的种植部位非常重要。②胎盘植入。胎盘植入可能导致严重出血、感染、凝血功能障碍等并发症，是产妇发病率及病死率增高的主要原因之一，因而探索新的治疗方法和策略也将成为妇产科医生的一大任务。

4. 分娩方式的选择？

剖宫产术后瘢痕子宫再次妊娠分娩方式包括再次剖宫产（plnedrepetcesrendelivery，PRCD）及阴道分娩（vaginal birth after cesarean，VBAC）两种方式。PRCD 可以降低某些母婴并发症如子宫破裂及新生儿缺血缺氧性脑病的风险，一定程度上降低了新生儿病死率，但术后疼痛增加，术后出血、产褥期感染、子宫内膜异位症、手术损伤及盆腔粘连等发生率高，同时再次妊娠时增加了前置胎盘和胎盘植入的风险。而 VBAC 有很大的优势，但是阴道试产有其局限性，万一试产失败，子宫不全破裂和子宫破裂的风险可能增加，因此必须严格掌握好适应证：①孕妇无阴道分娩禁忌证；②前次剖宫产非古典式或 T 形切口，B 超子宫下段切口延续性好，无缺损；③仅有一次子宫下段横切口剖宫产史；④前次剖宫产距此次分娩间隔 2 年以上，前次剖宫产指征在此次妊娠中已不存在；⑤无子宫破裂史；⑥孕妇年龄 < 35 岁，胎儿体质量估计 < 3500g；⑦医院有足够的条件开展急诊手术；⑧孕妇充分了解 VBAC 的优点及风险，同意并要求试产。

子宫肌瘤剔除术后瘢痕子宫并不是剖宫产的绝对指征。若肌瘤直径 > 6cm，剔除时穿透进入宫腔者应放松剖宫产指征，产程中密切监护，高度警惕子宫破裂的可能。

（七）前置胎盘

1. 什么是前置胎盘?

妊娠 28 周后，胎盘附着于子宫下段，甚至胎盘下缘达到或覆盖宫颈内口，其位置低于胎先露部，称为前置胎盘。多见于经产妇，尤其是多产妇。前置胎盘的分类：建议以临床处理前的最后 1 次检查来确定其分类。①完全性前置胎盘：胎盘组织完全覆盖宫颈内口。②部分性前置胎盘：胎盘组织部分覆盖宫颈内口。③边缘性前置胎盘：胎盘附着于子宫下段，边缘达到宫颈内口，但未超越。④低置胎盘：胎盘附着于子宫下段，边缘距宫颈内口的距离 <20mm（国际上尚未统一，多数定义为距离 <20mm），此距离对临床分娩方式的选择有指导意义。也有文献认为，当胎盘边缘距离宫颈内口 20 ~ 35mm 时称为低置胎盘；将胎盘边缘距宫颈内口的距离 <20mm、而未达到宫颈内口时定义为边缘性前置胎盘。

2. 前置胎盘有什么危害?

前置胎盘是妊娠晚期出血的主要原因之一，是妊娠期的严重并发症。

3. 前置胎盘的治疗方法有哪些?

期待治疗。目的是在母儿安全的前提下，延长妊娠时间，提高胎儿存活率。适用于妊娠 < 36 周，一般情况良好，胎儿存活，阴道流血不多，无需紧急分娩的孕妇。需在有母儿抢救能力的医疗机构进行。对于有阴道流血的患者，强调住院治疗。密切监测孕妇生命体征及阴道流血情况。常规进行血常规、凝血功能检测并备血。监护胎

儿情况，包括胎心率、胎动计数、胎儿电子监护及胎儿生长发育情况。

（1）一般处理：阴道流血期间绝对卧床，建议侧卧位。血止后可适当活动。

（2）纠正贫血：目标是维持血红蛋白含量在 110g/L 以上，血细胞比容在 30% 以上，增加母体储备，改善胎儿宫内缺氧情况。

（3）止血：在期待治疗过程中，常伴发早产。对于有早产风险的患者可酌情给予宫缩抑制剂，防止因宫缩引起的进一步出血，赢得促胎肺成熟的时间。常用药物有硫酸镁、β 受体激动剂、钙通道阻滞剂、非甾体抗炎药、缩宫素受体抑制剂等。在使用宫缩抑制剂的过程中，仍有阴道大出血的风险，应做好随时剖宫产手术的准备。值得注意的是，宫缩抑制剂与肌松剂有协同作用，可加重肌松剂的神经肌肉阻滞作用，增加产后出血的风险。

（4）糖皮质激素的使用：若妊娠＜ 34 周，应促胎肺成熟。

4. 终止妊娠的时机和方式有哪些?

终止妊娠的时机及方式：应根据临床判断，辅以超声检查结果。

（1）紧急剖宫产：出现大出血甚至休克，为挽救孕妇生命，应果断终止妊娠。无需考虑胎儿情况。在期待治疗过程中，若出现胎儿窘迫等产科指征，胎儿已可存活，可行急诊手术。临产后诊断的部分性或边缘性前置胎盘，出血量较多，估计短时间内不能分娩者，也选择急诊剖宫产终止妊娠。

（2）择期终止妊娠：择期剖宫产，为目前处理前置胎盘的首选。

对于无症状的前置胎盘合并胎盘植入者可于妊娠 36 周后终止妊娠。无症状的完全性前置胎盘，妊娠达 37 周，可考虑终止妊娠；边缘性前置胎盘满 38 周可考虑终止妊娠；部分性前置胎盘应根据胎盘遮盖宫颈内口情况适时终止妊娠。

子宫切口的选择原则上应尽量避开胎盘，以免增加孕妇和胎儿失血。对于前壁胎盘，根据产前超声胎盘定位及胎位，剖宫产切口应尽量避开胎盘，灵活选择子宫切口。胎儿娩出后，立即子宫肌壁注射宫缩剂，如缩宫素、前列腺素制剂等，待子宫收缩后徒手剥离胎盘。也可用止血带将子宫下段血管扎紧数分钟，以利胎盘剥离时的止血，但需警惕结扎部位以下的出血。若剥离面出血多，应参照产后出血的处理。若采取各项措施均无效，应向家属交待病情，果断切除子宫。

（3）阴道分娩：边缘性前置胎盘、低置胎盘，出血少，枕先露；部分性前置胎盘，宫颈口已扩张，估计短时间内可以结束分娩者，在有条件的医疗机构，备足血源的同时可在严密监测下行阴道试产。经阴道分娩而发生产后出血，胎盘剥离面的止血方法参考剖宫产时的处理。

5. 抗感染治疗方式有哪些?

期待治疗过程中筛查感染与否，预防性使用抗生素。终止妊娠时在胎盘剥离后预防性使用抗生素。

6. 什么请况下转诊及转运?

一旦确诊完全性前置胎盘，应在二级以上医院产前检查及治疗。若阴道反复出血或大出血而当地无条件处理时，在充分评估母胎安全、输液、输血的条件下，迅速转院。

7. 前置胎盘合并胎盘植入

前置胎盘合并胎盘植入的发生率为 1% ~ 5%，并随着剖宫产次数增多而明显增高。

（1）诊断

1）临床表现：前置胎盘合并胎盘植入的诊断主要根据临床表现及术中所见。对于无产前出血的前置胎盘，更要考虑胎盘植入的可能性，不能放松对前置胎盘凶险性的警惕。术中发现胎盘与宫壁无间隙，或胎盘附着处持续大量出血，应及时做出判断。

2）超声诊断：胎盘内多个不规则的无回声区伴丰富血流信号和（或）膀胱壁连续性的中断，强烈提示胎盘植入可能。其他具有提示意义和诊断参考价值的超声征象包括子宫肌层变薄（厚度 < 1mm），胎盘和子宫分界不清。

3）MRI 诊断：MRI 对诊断胎盘植入有很大的帮助，能更清楚地显示胎盘侵入肌层的深度、局部吻合血管分布及宫旁侵犯情况，可提供准确的局部解剖层次，指导手术路径。

此外，病理检查有助于明确诊断。

（2）治疗

1）剖宫产手术前评估：①根据胎盘位置及植入情况制定合理的手术方案。②术前充分告知手术风险，并签好子宫切除知情同意书。③充分备血。④联合麻醉科、重症加强护理病房（ICU）及新生儿科共同救治。⑤确保手术期间的止血药物和用品，例如前列腺素类药物、止血海绵等。

2）手术时机：无症状的前置胎盘合并胎盘植入者推荐妊娠 36 周后行手术。伴有反复出血症状的前置胎盘合并胎盘植入者促胎肺成熟后提前终止妊娠。

3）手术方式：建议择期剖宫产终止妊娠。后壁胎盘或前侧壁胎盘植入者，可行子宫下段剖宫产术；前壁胎盘植入者，行子宫体部剖宫产术。胎儿娩出后，依据出血量、植入的程度、患者是否有生育要求及病情决定处理方式，主要包括子宫切除术及保守治疗。

1）子宫切除术。①适应证：胎盘植入面积大、子宫壁薄、胎盘穿透、子宫收缩差、短时间内大量出血（数分钟内出血 > 2000mL）及保守治疗失败者。有文献报道，立即切除子宫的患者病死率为 5.8% ~ 6.6%，试图保留子宫的患者病死率为 12.5% ~ 28.3%。无生育要求可作为子宫切除术的参考指征。②子宫切除术类型：推荐子宫全切除术。胎儿娩出后不剥离胎盘直接缝合切口后行子宫全切除术。

2）保守治疗：对生命体征平稳、出血量不多、植入范围小者行保守治疗。包括保守性手术、药物治疗、栓塞治疗。①保守性手术：局部缝扎止血，可采用局部“8”字、间断环状缝合或 B-Lynch 法缝合、压迫止血。为减少因强行剥离胎盘而产生的出血，剖宫产时可将胎盘部分或全部留在宫腔内，术后可配合甲氨蝶呤等药物治疗或栓塞治疗。产后应密切随访，抗生素预防感染，加强子宫收缩，观察阴道流血情况、有无感染征象等。②药物治疗：治疗胎盘植入的药物有甲氨蝶呤、米非司酮等。给药途径和用药剂量根据胎盘植入的部位、深浅和面积大小而异。③栓塞治疗：预防性结扎或阻塞盆腔血管对胎盘植入患者的作用不明确，需要进一步研究。

（八）高龄产妇

1. 什么是高龄产妇？

35 岁以上初产产妇为高龄产妇。由于女性 35 岁以后机体处于下滑趋势，胎儿畸形的发生率增加；高龄产妇并发症的风险增加。

2. 高龄对孕妇有哪些影响?

（1）高龄导致不良妊娠结局。随着孕妇年龄的增加，孕期并发症和产时并发症同步增加。孕期并发症包括孕期超重 / 肥胖、妊娠期糖尿病、妊娠高血压 / 子痫前期、产前出血、胎盘植入、胎膜早破、早产等；产时并发症包括胎先露异常、头盆不称、产力异常、剖宫产、器械助产、软产道损伤、产后出血、胎儿宫内窘迫、死产、低出生体重、小于胎龄儿、出生窒息、围产儿死亡等。

（2）高龄导致死胎与死产。

（3）高龄导致早产与剖宫产。难产发生率随孕妇年龄的增长而增加，由此导致的剖宫产率随孕妇年龄的增长而显著增加，年龄 35 岁以上孕妇因难产实行剖宫产者是 20 岁以下孕妇的 3 倍。

（4）高龄孕妇的围产期发病率及病死率增加。

（5）高龄孕妇产后远期风险。高龄孕妇的产后远期风险主要与高龄孕妇的孕期母胎并发症密切相关，如子痫前期、妊娠期糖尿病、妊娠期肥胖（特别是孕前肥胖）、大于胎龄儿和小于胎龄儿等远期的母亲和子代的心血管代谢风险。

3. 高龄对胎儿的危害有哪些?

（1）围产儿并发症发生率增加。如早产、围产儿死亡和胎儿生长受限。

（2）子代精神障碍、认知神经障碍、智商及食欲紊乱。国内外大量研究表明高龄父母的子代易患精神分裂症、双向障碍、自闭症和强迫症。一些假设认为，父母高龄可能通过多基因遗传、病毒感染、自身免疫、围生期并发症及孕妇精神等因素增加子代自闭症的发生风险。另有研究显示，高龄孕妇子代认知神经障碍较年轻孕妇发生率高。此外，瑞典一项涉及 565433 人的大样本研究显示，母亲年龄与子代智商有关，年龄 40 ~ 44 岁孕妇子代智商较年龄 25 ~ 29 岁孕妇子代智商低 0.07 个标准差。此外，父母高龄还与子代食欲紊乱相关，而环境因素且非遗传因素是造成两者相关的主要因素。

（3）胎儿染色体数目异常。母亲高龄是导致胚胎 / 胎儿发生染色体数目异常较为明确的危险因素，其中以 21、18、13 三体为主。导致染色体分离异常的具体机制至今尚未明确，但母源性减数分裂不分离占 90% 以上。随着孕妇年龄增加，第 1 次减数分裂时间延长导致染色体不分离，形成染色体数目异常卵子，进而形成染色体数目异常受精卵的概率也随之增加。也有研究发现，纺锤体聚合检验点被磨损、端粒长度磨损及卵巢内卵母细胞甲基化异常等均可能与染色体不分离有关。

可能目前二孩的准妈妈高龄占大多数，由于现在围产医疗水平的提高，一些产前诊断技术如无创基因、绒毛检测、羊水穿刺等技术的出现与提高，只要怀孕后按医生要求定期产前检查，几乎所有的高危病例都可以得到及时诊断，大多数合并症、并发症得到管理，妊娠结局都是非常好的。

（九）产后出血

1. 什么是产后出血？

产后出血指胎儿娩出后 24 小时内失血量超过 500mL，剖宫产时超过 1000mL，严重产后出血是指胎儿娩出后 24h 内出血量超过 1000mL；难治性产后出血是指经宫缩剂、持续性子宫按摩或按压等保守措施无法止血，需要外科手术、介入治疗甚至切除子宫的严重产后出血。产后出血是分娩期严重的并发症，居我国产妇死亡原因的首位。

2. 二胎出血的风险有哪些？

子宫收缩乏力仍是导致产后出血的首要原因，相对于初产妇而言，多次妊娠可导致子宫肌纤维过度伸展，更加导致子宫缩复能力降低，加之合并巨大儿、多胎妊娠、羊水过多时，子宫过度膨胀，宫腔压力增高，子宫肌纤维过度伸展，更加导致子宫缩复能力下降，从而导致产后出血。胎盘因素是导致产后出血的另一主要因素，因经产妇多次孕产史、宫腔操作史、子宫内膜有不同程度的损伤及宫内感染等原因，经产妇发生前置胎盘、胎盘粘连、胎盘植入风险较大，易导致产后出血。此外，经产妇年龄较大，精神过度紧张，体力消耗多，耐受力降低，导致难产、产程延长及剖宫产风险增加，也是经产妇产后出血的原因。

3. 怎么样预防产后出血？

（1）加强产前保健。产前积极治疗基础疾病，充分认识产后出血的高危因素，高危孕妇尤其是凶险性前置胎盘、胎盘植入者应于分娩前转诊到有输血和抢救条件的医院分娩。

（2）积极处理第三产程。积极正确地处理第三产程能够有效降低产后出血量和产后出血的危险度。①预防性使用宫缩剂：是预防产后出血最重要的常规推荐措施，首选缩宫素。应用方法：头位胎儿前肩娩出后、胎位异常胎儿全身娩出后、多胎妊娠最后1个胎儿娩出后，予缩宫素10U加入500mL液体中以100～150 mL/h静脉滴注或缩宫素10U肌内注射。预防剖宫产产后出血还可考虑应用卡贝缩宫素，其半衰期长（40～50 min），起效快（2 min），给药简便，100μg单剂静脉推注可减少治疗性宫缩剂的应用，其安全性与缩宫素相似。如果缺乏缩宫素，也可选择使用麦角新碱或米索前列醇。②延迟钳夹脐带和控制性牵拉脐带：最新的研究证据表明，胎儿娩出后1～3 min钳夹脐带对胎儿更有利，应常规推荐，仅在怀疑胎儿窒息而需要及时娩出并抢救的情况下才考虑娩出后立即钳夹并切断脐带。控制性牵拉脐带以协助胎盘娩出并非预防产后出血的必要手段，仅在接生者熟练牵拉方法且认为确有必要时选择性使用。③预防性子宫按摩：预防性使用宫缩剂后，不推荐常规进行预防性子宫按摩来预防产后出血。但是，接生者应该在产后常规触摸宫底，了解子宫收缩情况。产后2h，有高危因素者产后4h是发生产后出血的高危时段，应密切观察子宫收缩情况和出血量变化，产妇并应及时排空膀胱。

（十）巨大儿

1. 什么是巨大儿？

巨大胎儿是指在任何孕周胎儿体重超出了指定的重量，通常为4000g或4500g。在出生体重为4000g和4500g时，产妇和新生儿发病风险比普通产妇的大；在超过4500g时，风险急剧增加。近期，大型队列研究进一步支持继续使用4500g作为一个合适的估计重量值，超出4500g的胎儿应考虑为巨大儿。

2. 巨大儿的危害有哪些？

（1）产妇发病率。巨大儿产妇的主要风险是剖宫产的危险性增加。队列研究表明，出生体重大于 4500g，尝试阴道分娩的患者剖宫产风险至少是控制组的 2 倍。几乎所有的风险增加都是由于产程异常。毫不奇怪的是，一项研究表明，超声预测巨大儿不准确易导致产程异常和剖宫产，这与实际出生体重无关。产后出血和严重的阴道撕裂伤风险也随巨大儿升高。一项关于主要产科出血（估计失血量 >1L）危险因素的病例对照研究报道，出生体重大于 4000g 产妇严重失血的可能性增加了 1 倍（OR：1.9，95%CI：1.38 ~ 2.6）。尽管Ⅲ和Ⅳ度会阴裂伤的风险随巨大儿略有增加，如果分娩时并发肩难产，其风险增加尤其明显。在择期剖宫产患者中，孕妇感染一般局限于尿路感染；试产后剖宫产的患者局限为产褥热。

（2）胎儿发病率和病死率。与巨大儿和肩难产有关的胎儿伤害最常见的是锁骨骨折和臂丛神经损伤，特别是 C5 和 C6，导致埃尔布一杜兴麻痹（Erb-Duchenneparalysis）。0.3% ~ 0.7% 的分娩并发锁骨骨折，锁骨骨折通常可以解决，不留下永久的后遗症。对于巨大儿，锁骨骨折的风险增加约 10 倍。

臂丛神经损伤是罕见的，据报道在每 1000 阴道分娩中其发病率在 0.5 ~ 1.89。病例对照研究证明，在出生体重超过 4500g 时，阴道分娩的新生儿臂丛神经损伤的风险增加了 18 ~ 21 倍。最近文献报道阴道，分娩的巨大儿发生臂丛神经损伤发生率在 4% ~ 8%。即使肩难产发生率被低估，没有记录肩难产的臂丛神经损伤发生率被详细描述，臂丛神经损伤已与剖宫产分娩相关。和锁骨骨折一样，大部分臂丛神经损伤最终能解决，不留下永久性残疾。在围产期协作项目中（The Collaborative Perinatal Project），在 59 例确诊的臂丛神经损伤新生儿中，只有 6 例（12%）在超过 4 个月后症状仍然明显；到 2 岁时，只有 4 例（7%）未缓解。其他大的病例研究证实 80% ~ 90% 的臂丛神经损伤在 1 岁内将缓解。然而，持续性伤害在出生体重大于 4500g 时可能更常见。尽管如此，和肩难产一样，大多数臂丛神经损伤发生在非巨大儿。

巨大儿与很多其他新生儿风险有关。这些新生儿出生后 5min Apgar 评分降低的风险增加，新生儿重症监护病房入住率增加。然而，大部分风险可能是生产过程并发症的结果，因为巨大儿在生产时没有那么高的胎儿心脏异常率。最后，在以后的生活中，超重新生儿比正常体重新生儿更可能超重。

3. 巨大儿的预防措施有哪些？

（1）应按时作糖筛检查，以便及早发现糖尿病，积极控制血糖。

本身有糖尿病的准妈妈，孕期一直要特别重视对血糖的控制，平时血糖正常，但怀孕后由于体内的胰腺功能不正常，导致血糖偏高而患妊娠糖尿病的准妈妈，也应该积极控制血糖。否则这些偏高的血糖通过胎盘进入胎儿体内，胎儿正常胰腺组织分泌的胰岛素将这些糖转化为多余的脂肪和蛋白质，导致胎儿体重增长比正常体重孕母所生的胎儿快，到足月分娩时就长成了“巨大儿”。

（2）饮食要适量。孕妇要少吃多餐，尤其孕中期以后，每天可以吃 5 ~ 6 餐，但每餐以八分饱最好。孕期忌讳暴饮暴食，每日摄入的营养能够满足孕妇和胎儿的需要即可。经常吃一些含铁和含钙高的食物，补充充足的蛋白质，以摄入富含纤维素、各种维生素及微量元素的食物为主。

（3）应适度运动。只要没有医生要求的保胎需要，孕妇不要整天坐着或躺着。要通过运动消耗掉摄入的过多的热量。

（4）及时产检，密切关注胎儿的生长发育，当发现胎儿增长过快时，应该及早去医院做一次糖耐量的检测，并向医生咨询如何合理调整饮食。

总之，生育二孩是相当一部分人跃跃欲试但又心有余悸的事，主要问题是高龄；另外就是第一次分娩后时隔多年，再次怀孕身体和心理都没有准备，当怀孕后又要面临上述诸多风险，就更没了信心。但殊不知妊娠本身对女性身体是有诸多好处的，如妊娠和哺乳减少乳腺癌的发生，减少和治疗子宫内膜移位、子宫腺肌症，更能减少卵巢癌的发病等，所以准爸、准妈要有信心，按医生的要求定期产检，一定能孕育出健康聪明的可爱宝宝。